AQUARIUS

AQUARIUS

AQUARIUS

AQUARIUS

Catcher

一如《麥田捕手》的主角，
我們站在危險的崖邊，
抓住每一個跑向懸崖的孩子。
Catcher，是對孩子的一生守護。

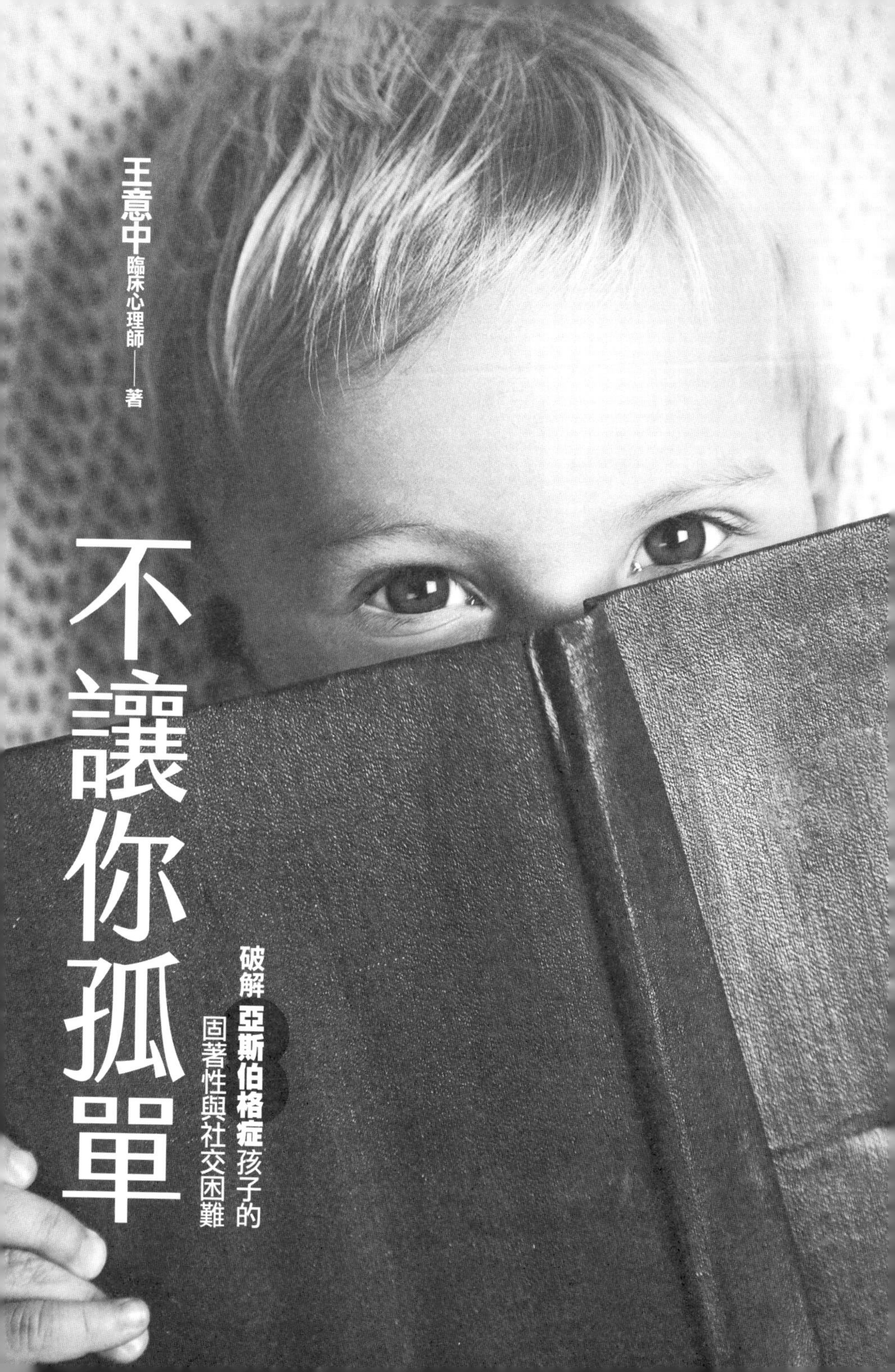
不讓你孤單
破解亞斯伯格症孩子的
固著性與社交困難
王意中 臨床心理師——著

【推薦序】

他們很善良，但需要你用心理解和接納

「神老師&神媽咪」沈雅琪（資深教師）

我整整花了兩年的時間，才摸透我班上那亞斯孩子的思考模式。

我以前帶過自閉症的孩子，知道亞斯被歸類為「泛自閉」。自閉症的孩子狀況很明顯，所以一般的老師和學生會對自閉症的孩子有很多包容，但是亞斯孩子，他們在說話、應對、眼神、溝通時，幾乎跟其他孩子一樣。在沒有明顯的外顯障礙下，生活中，亞斯孩子常常會被誤解。

亞斯孩子常常想跟同學玩，卻找不到方法。

有一次，班上孩子們一起玩遊戲，大家直覺地就要亞斯孩子當野狗，讓所有人追著打。他很專注地當了野狗，追打那些圍著他打的同學，力道沒有注意，就傷了人。

我問他，為什麼願意當野狗？他紅著眼眶告訴我：「老師，他們都要我當野狗，我怕如果拒絕，我就不能參加遊戲了。」

其他孩子們沒有要欺負亞斯孩子的想法，只是都覺得他的氣質最像野狗，當下問他，他也願意擔任這個角色。其實不管是野狗或野狼，只要能夠參加遊戲，亞斯孩子都願意當，因為他以為只要參加了，就能融入群體，人緣就好了。

亞斯的孩子極富正義感，只要身邊的同學犯錯，他就覺得一定要告訴老師，常常因為這樣而影響他的人際關係。我要他不要當著同學的面告狀，他從來就忍不住。很多不需要告狀的相處互動，他也當作大事般，義憤填膺地當眾舉手報告老師。有時，在玩耍的雙方都不覺得對方欺負自己，但是亞斯孩子卻會斬釘截鐵地告訴老師，誰欺負了誰。這些情況，讓大家覺得他很愛管閒事，愛打小報告，漸漸地不歡迎他進入團體，分組也不愛跟他一組。

這樣的狀況屢見不鮮。在日常生活中，不斷地要為亞斯孩子排解人際上的問題，也得頻繁地跟他解說跟同學相處的訣竅，但他還是不懂。對他來說，人與人的相處，有好多好多完全無法理解的細節。

我花了很多時間去理解他的習慣和模式，不斷地調整他說話、行為的態度與時機，卻常常白費功夫，因為教育的力道，常常比不過與生俱來的特質。需要花更多心力的，是讓其他孩子能理解他不是故意的。他心地善良，只是他的善意讓人難以理解和接受。

我們一起努力了很久，畢業前的幾個月，我才看到他終於能融入團體，在大家圍著圈圈玩遊戲時，他已經可以從在邊緣觀看，變成進到圈圈內了。下課時，他拿著數學題目向同學求救，也終於有同學願意停下來耐心地教他。

對導師，對孩子來說，這都是一段非常辛苦的過程。

看了王意中心理師所寫的這本書，真的讓人很敬佩。我也看過很多相關的書籍，但是很少有文章能如此貼近亞斯孩子的真實面貌、思考特質和行為模式。他把亞斯孩子剖析得如此清楚，讓我一邊看，一邊不斷地點頭：「對！那孩子就是會這樣做！」「啊……原來那孩子是這樣想的！唉，我當時一定誤會他了！」

這是一本亞斯孩子的老師和家長們，甚至同學，都應該要閱讀的書。如果能在接觸這些孩子之前，先閱讀過這本書，我想就能減少很多相處上磨合的時間，也能減少很多對亞斯孩子的誤解。

【推薦序】

日常裡的訓練——父母，是最好的亞斯專家

陳佩琪（臺北市長夫人、臺北市立聯合醫院和平婦幼院區小兒神經科醫師）

台灣早期的兒科醫療都著重在嬰幼兒身體病痛的解除，少有人去重視嬰幼兒的神經、精神發展。當時台灣的經濟條件，倘若小孩生病發燒了，只要能找到醫生診治，在物質生活上，吃得飽、穿得暖，大家就心滿意足了，不會再有人去關注兒童的精神層面。直到近年，社會富裕了，健保又造就了方便又廉價的醫療後，身體疾病的診治已經沒有問題，開始有人呼籲兒科醫療除重視器官有形的疾病之外，也應關注嬰幼兒的腦功能發展，包括嬰幼兒的情緒反應、社會行為和人際互動。

嬰幼兒的腦功能發展，除一般廣為人知的七坐八爬這種容易觀察的大動作發展外，還包括語言、情緒反應和社會互動等層面，這種內化的發展障礙，若非專業人士，較不易被早期察覺。

我們隨時隨地都在和人溝通、相處，倘若把自己當成正常人，不可否認地，有時我們會遇到怪怪的人，例如談吐滔滔不絕、過於誇張，眼神不愛看人，講話單向溝通、自講自的，內容過於直白或天馬行空，對人貶抑過於直接或過度讚美；情緒表達不恰當，第一次見面好像認識了八輩子一樣，有時則是對親人過於冷淡。此外，和人說話時，身體距離也拿捏不清，常造成對方不舒服等。這就是本書討論的自閉症光譜疾病中，較輕微的一群——亞斯伯格症。

亞斯伯格症和典型的自閉症一樣，都是腦功能不佳所導致的神經發展障礙，它和我們傳統印象中的自閉症不同處在於，亞斯患者通常無語言發展遲緩問題（可能早期有，但後來就追上來了），也不會有認知功能障礙，或許高智商比例比一般族群稍高一點，但大致說來，智能的分布和一般族群是一樣的。

他們主要的表現有二：一是社交技巧的缺陷（social deficit）和社交互動本質障礙；二是有侷限、固定、重複的興趣或活動，他們對某些特殊事物，一般人眼中認為是無聊枯燥的東西，卻有著超乎常人的興趣（restricted interest）和執著。

【推薦序】

日常裡的訓練——父母，是最好的亞斯專家

亞斯因是社會人際關係的障礙，所以比傳統自閉症治斷時間來得晚，通常在七歲左右，進入學齡階段才會被診斷出來。我是小兒神經科醫師，從事這方面的工作已經三十年，我的專業領域告訴我，這類的小孩診斷其實不困難，困難在於，診斷之後呢？這些小孩怎麼辦？該何去何從？社會有什麼資源幫助他們？

三十年的臨床經驗告訴我，家長面對這樣的孩子，是心力交瘁的，是徬徨無助的。一般醫院所設立的日間留院病房，不只名額少，通常也只收托嚴重的自閉兒，像亞斯這種只要不跟人接觸、不開口說話，就不會讓人覺得有問題的孩童，社會是沒有過多的資源幫他們建構訓練場所的；若是不得已，和嚴重自閉兒一起上課，又讓人覺得兩者嚴重度不同，訓練方式和目標也迥異，難以達到預期的目標，所以我個人建議，亞斯患者最好的導師與訓練者，就是每天和他們接觸的父母、老師，或機構、學校中接觸到的特教師、心理師、社工師、巡迴特教師，靠這些人從日常生活中去發掘每一個人的人格特質癥結所在，把訓練手段和訓練方式融入孩子的日常生活中，這就是一種「訓練落實在日常生活」的概念。

不可否認地，台灣目前的醫療體系還是著重在身體疾病的診斷與治療上，對心理層面，不論是嬰幼兒的心理發展或成年人的精神疾病，均著墨較少。長期被忽略的領域，就容易導致這方面專業人才，像精神科醫師、心理師、社工師和特教老師的缺

乏，所以當下最容易獲得、也是最好的訓練人員，就是每天接觸孩童的父母和老師。每個亞斯小孩的人格特質都不同，所需的訓練技巧也不同，只有長期接觸他們的父母和老師最清楚。但家長不是人人都是專家，老師也非每個人都受過特教訓練，所以我的建議是鼓勵父母和老師都讓自己成為訓練專家——首要就是鞭策自己多多充實這方面的知識，除了多上課之外，先買本專家寫的書來看吧！

市面上探討亞斯伯格症的書籍很多，但很多都是著重在專業的理論和診斷技巧上，有些則是以情感的角度去描述父母的甘苦。最近看了王意中心理師所寫的這本《不讓你孤單——破解亞斯伯格症孩子的固著性與社交困難》一書後，除了要推薦給有這樣小孩的父母或遇到這類孩童的老師外，也誠心推薦給關心這類孩童的任何一個人。書中內容不但有作者過去所學的專業知識，也加入作者過去在臨床工作中和小孩互動的寶貴經驗，以流暢的文筆，藉由實際案例的寫實手法，把它具體寫成一本兼具診斷又能切乎實用的亞斯小孩教養書。相信父母和老師們一定能從這本書中得到許多亞斯的教養知識和訓練技巧。

以一個兒科醫生的立場，亞斯的訓練原則可簡單歸納如下：第一，訓練活動要融入日常生活中；第二，加強正向的溝通和表達、理解能力，訓練孩子自我照顧和人際互動技巧；第三，消除不適當的行為，像不當亂發脾氣、自殘行為或無理取鬧等；第四，利用藥物妥善控制可能合併的共病，例如過動與注意力不集中、癲癇等。簡單地說，要改善和糾正他們的行為，不是跟他們說不能這樣、不能那樣，而是把他們日常生活中接觸到的情境當訓練場景，在潛移默化中，改善他們的行為模式和增進社交技巧。

自閉症光譜疾病會隨著年齡的增長而逐漸改善，相信每個為人父母的都跟我一樣，希望小孩能快一點改善，將來進入職場後能避免疾病帶來的傷害。在這裡用一則真實有趣的故事，和所有擁有亞斯人格特質的小孩及他們辛苦的父母一起共勉之：

話說從小聰明努力，但有點白目的亞斯小孩長大了。醫而優則仕，他以無黨籍身分競選首都市長。競選活動正夯時，某個無黨籍市議員參選人邀請這位亞斯市長候選人和敵對陣營的市長候選人，一起出席他的競選總部成立大會。當天現場只見不被看好的亞斯市長候選人到來，造勢舞台上也只有亞斯市長候選人一人，聲嘶力竭地幫忙議員喊凍蒜。

其實大家都知道這位議員比較期待另一當時民調較高的市長候選人前來站台，但偏偏此候選人沒來，議員不想得罪當時聲勢正旺的這位，故不願意和當時在現場的亞斯市長候選人同台，於是產生「別人在台上幫議員喊凍蒜，議員本身卻躲在台下」的怪異景象。

第二天，亞斯市長候選人又和此議員候選人一起參加造勢登山健行活動，白目的亞斯阿伯仍主動邀請此議員候選人一起上台造勢，還熱心地幫忙議員喊加油，甚至最後還對議員說：「哈哈！真好，真好，昨天沒機會同台，今天總算有機會了。」現場只見議員尷尬地佇立在一旁……

人家不喜歡跟「他」在一起，無奈「他」卻看不懂人家的臉色。這就是亞斯的特質——有時會拿熱臉貼人冷屁股，但該做的事就認真做，雖然有點白目，但，也很可愛！

寫在前面
——我為亞斯伯格症寫一本書

這是一本關於亞斯伯格症（Asperger's Disorder）的書，關注對象包括：

・現行《精神疾病診斷與統計手冊》第五版（Diagnostic and Statistical Manual of Mental Disorders, Fifth Edition，簡稱DSM-5）中，被歸為自閉症譜系障礙（Autism Spectrum Disorder，簡稱ASD），在光譜較輕微一端的孩子。

・未符合ASD的診斷，但伴隨人際溝通與社會互動困難、固著的想法與行為、興趣狹隘等特質的孩子。

・《精神疾病診斷與統計手冊》第四版（Diagnostic and Statistical Manual of Mental Disorders, Fourth Edition，簡稱DSM-IV）中，被診斷為亞斯伯格症的孩子。

不讓你孤單

無論你的孩子屬於以上哪一種類型，這本書的重點在於讓孩子接納自己的特質，學習與這些特質相處，終至不再受這些特質所束縛。

過去，或許你來不及認識亞斯伯格症，現在透過這本書，將是一次絕佳的機會。過去，或許你對亞斯伯格症認識有限，或苦於不知如何與孩子相處，現在有了這本書，你將擁有全新且完整的概念，並得以有效地加以執行與運用。

誰適合閱讀這本書？除了上述三類孩子的父母與老師，也包括精神醫療、心理輔導、心理諮商、心理治療、特殊教育、社會工作、幼兒保育、早期療育等領域的專業人員，以及任何關心亞斯伯格症議題的朋友們。

二〇一三年，DSM-5移除了「亞斯伯格症」此一名稱，將診斷光譜轉為界定較趨於嚴格的ASD。

讀者一定會好奇，既然「亞斯伯格症」在診斷上已不再被使用，為什麼我還要繼續談亞斯伯格症，甚至為了亞斯伯格症寫一本書？

我的終極目的，是預防這群孩子因「亞斯伯格症」在診斷上不再被使用，而被疏忽、遺忘或不合理對待，甚而失去他們應有的協助與權益。

我們一定要記得，雖然「亞斯伯格症」在DSM-5中不再被使用，但是孩子原有的問題與特質依然存在，不會因為我們不使用這名稱就消失。

認識亞斯伯格症的兩大核心症狀

一、社會互動能力問題

亞斯伯格症孩子的社會互動能力薄弱，社交技巧顯得笨拙。較無法以非語言行為，例如眼神、表情、身體姿勢、手勢動作等，與他人進行互動。

同時，他們對這些社會情緒線索，容易出現解讀與判斷上的錯誤，或無法充分理解對方的意思，而出現茫然、困窘、不知所措。

他們也缺乏與他人的情感交流或情緒互動，察言觀色與同理心能力薄弱，較無法發展出符合年齡的同儕關係。

二、固著性：刻板、侷限、重複的想法、行為與興趣

亞斯伯格症孩子有明顯的固著性，想法缺乏彈性、無法變通，容易以特定、侷限、僵化的方式，過於自我中心解釋事情。

對特定事物、活動或興趣過於投入與專注，常花費許多的時間、精力和心思在該事物上；容易因過於專注細節，而忽略事物的全貌。

容易對時間出現精準要求、照表操課的結構化，及「非如此不可」等固著行為，進而在生活、學習、人際與工作等方面產生妨礙。

目錄

第二章
提升彈性想法與行為模式

目錄

第三章 幫助孩子接納自我，接受適當的協助

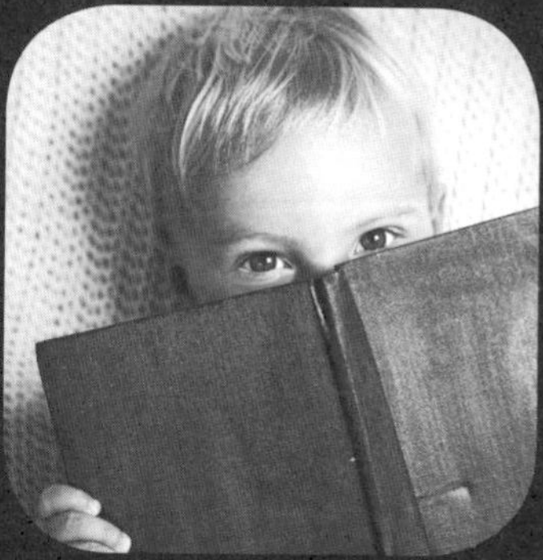

第一章

提升社會與溝通能力

獨來獨往的亞斯
——解開孩子孤獨的枷鎖

「欸，你們班那個獨行俠小輝走過來了！」阿倫說。

小克不以為然，「別管他！這傢伙，每次都看也不看人一眼。跟他說話，也愛理不理的，老是在那邊自言自語……誰想理這種怪咖！」

「我真好奇，他在班上都一個人，如果要分組，到底有誰願意和他同一組？」阿倫問。

小克說：「你說到重點了。每次老師要我們自己找人分組時，根本沒有人會去找他。最後都要老師千拜託、萬拜託，要我們依學號輪流和他同組。每次分完組

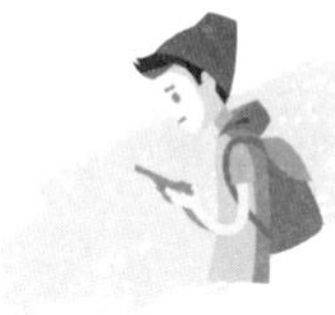

別，就有同學強烈抗議。也不能怪我們，這麼難相處的傢伙，光是要面對他陰晴不定的情緒就夠讓人受不了，何況要和他一起交作業、上臺報告……」

「你要不要試試看？去跟他打招呼，我們來看看他的反應。」阿倫提議。

「別鬧了，我才不想拿熱臉去貼他冷屁股。而且，我怎麼可能不知道他的反應？這傢伙根本沒把我們看在眼裡！」

說著說著，亞斯男孩小輝正往這方向走來。

果然，如同小克所說，他的視線完全忽略這兩人，直接從他們中間穿越過去。

小輝讓阿倫、小克都嚇了一跳，分別往左右兩邊各退了兩、三步。

「這傢伙竟然連個『借過』都不願意說，真的很跩耶！」小克說。

「我終於可以理解，為什麼你們班上都這麼排斥他。」阿倫說。

「你不覺得他很像沒有情感、沒有靈魂和溫度的移動看板嗎？」小克說。

你一言，我一語，小克與阿倫愈聊愈起勁，愈說愈大聲。

這些話，聽在小輝耳裡，心裡如海浪般翻騰著。

沒有人喜歡一個人，這點只有小輝自己清楚。他有許多話想說，卻不知道該如何表達心中的感受。

「到底該如何表達，才能讓周圍的人了解？」小輝一個人往教室孤獨地走去。

意中心理師說亞斯

亞斯伯格症孩子就像一張試紙，能夠敏感反映出身旁同儕的友善程度。雖然偶爾會有些偏誤，但仍有很高的準確性。

我會這麼形容，是因為亞斯伯格症對於身旁同儕的互動是很敏感的。雖然他們在社會線索的解讀上，常有所偏頗或誤解，但如果旁人對他們友善，他們還是可以感受到對方的真誠與善意。

請了解，亞斯伯格症孩子在社會能力及溝通上，是相對弱勢的。他們的固著性明顯妨礙了思考及解決問題的能力，使其失去應有的彈性。而在行為、活動、興趣上的固著，也很容易導致人際互動上出現障礙。

亞斯伯格症孩子也喜歡交朋友，只是他在交朋友的選擇上，相對存在許多的自我設定、條件與障礙。

亞斯伯格症孩子也需要朋友。重點是，如何找到頻道相近、能產生共鳴，且願意了解與接納他們的朋友。

亞斯伯格症教養祕訣

解開孤獨的思考題

協助孩子思考「自己總是一個人」這件事。

亞斯伯格症孩子總是獨自一人，是否為「不得不」的選擇？是否因社交技巧上的笨拙，或無法適應人際上複雜的社會性互動，只好選擇自己一個人？

這是他自己的決定，還是被迫的？或者，他也曾經努力嘗試找人互動、交朋友，但卻沒有成功？

當孩子一個人時，他都在做什麼？當下有什麼樣的感受？是平靜，還是孤獨、寂寞、無助、無聊，或自得其樂？

當孩子一個人，周遭他人有何反應？

是否出現排擠的情形？是否關係到霸凌現象？

是否跟亞斯孩子一起玩的人，其他同學就會連他一起排擠？

當孩子一個人時，他有何想法？怎麼解釋「自己總是獨來獨往」這件事？如果他說沒關係、無所謂，大人是否就要接受或順著他？

當孩子一個人，如果遇到班上需要分組的情況，怎麼辦？

如果由老師刻意安排，強迫或規定哪些人和他同一組，他接受嗎？

對於老師的安排，他有何看法？如果老師不介入，要孩子自己去找組員，他找得到嗎？

又，如果同學自動找上他，亞斯伯格症孩子是否會答應？

如果真的想要找人說話、分享時，怎麼辦？

另外，對於家長而言，該注意的是，自己是否清楚孩子在班上的人際狀態？

孩子回到家後，是否願意分享？如果他不說，是否就表示一切都沒有問題？

班上的老師是否能敏感觀察到孩子總是一個人？是否願意去了解孩子的處境？

以上關於亞斯伯格症孩子總是一個人的問題，都需要我們進一步釐清。

正視孩子的人際需求

在演講中，我常常拋出一個問題：「請問亞斯伯格症孩子有沒有人際互動的需求？」許多人常不假思索，回答：「當然有。」

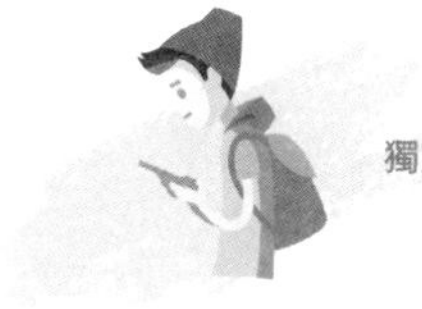

然而，當我把問法一轉，「這些年，曾經主動為孩子找過玩伴的人，請舉手。」現場舉起手答「有」的人，卻不多。

我再進一步問：「這些年，曾經主動請老師幫忙，為孩子找過玩伴的人，請舉手。」人數依然不多。

這個現象，很值得我們思索。

亞斯伯格症孩子在人際關係與社會互動上明明有所需求，但是我們在這方面著墨的，卻不多。這是我一直以來的疑惑。

解決人際互動問題，不像聽、說、讀、寫、算，或是國、英、數、社、自等學科的補救。在學科中，內容及教材的設計，老師與父母都相對熟悉，且能採單向式的介入，只要為孩子建立起他與學科之間的關係即可，屬於「靜態」的學習。

即便孩子今天學不會，數學評量、國語習作、英文試卷依然會很安分地守在原地，不會改變。但是，人際關係與社會互動的變數，卻複雜許多，也更加難以捉摸。

為孩子建立「重要他人」

那麼，如何滿足孩子的人際需求呢？在校園服務時，我經常提到，導師對於班上同學的特質相對熟悉，因此建議由導師負責找出約二到三位「小天使」。再由資源班老師、專業團隊中的臨床心理師或職能治療師協助，訓練這些小天使。

如同職前訓練或在職訓練般，教導小天使如何與亞斯伯格症同學相處，並適時調整與修正，讓彼此的互動多一些成功及愉快的經驗。

如果特別留意，我們會發現大部分與亞斯伯格症有關的電影裡，亞斯伯格症孩子身旁，多少仍會有一至兩位友善的重要他人陪在身邊。無論是《阿蒙正傳》（*Simple Simon*）裡，阿蒙的哥哥山姆，和後來出現的女孩珍妮佛，或是《X+Y愛的方程式》（*X+Y*）裡，那位中國女孩張梅。

當亞斯孩子發現身旁的人是友善的，且願意接納他、與他互動，都會讓他輕鬆自在許多，也比較有意願去嘗試發展人際關係。

打破僵化的互動模式

訓練孩子的社交技巧時，避免在引導過程中，造成他一些機械式的反應。

例如，過於制式地逢人便問：「請問你的名字？」「我可以跟你一起玩嗎？」雖然這麼做能讓對方覺得他很有禮貌，但久而久之，也很容易讓周圍的人覺得奇怪，為什麼老是說同樣的話。

此外，有些孩子會預期，當他提出善意的邀請，對方就會善意地回應。例如，當他問：「我可以跟你一起玩嗎？」對方就應該會回：「好啊！歡迎，歡迎。」然而，人與人之間的互動，並不是給個刺激，就會出現固定且相同的反應。

因此，我們可以讓孩子明白一個道理：**對方的拒絕，有時候只是在拒絕「這件事情」，而非拒絕「你」這個人。**

同時，也協助孩子思考：若被別人拒絕，可以如何進一步和對方溝通？如果被拒絕了，該如何回應？並試著擬出幾個策略來因應。

社交，沒有絕對的標準答案

打招呼有非常多的方式，並沒有標準答案。

我們可以引導亞斯伯格症孩子明白，他也可以試著建立自己習慣的打招呼方式，將它清楚地表達出來。例如，點頭微笑、開口寒暄、拍拍對方的肩膀等，都是與人打招呼的方法。

打招呼這種事不能強人所難，不需要強迫亞斯伯格症孩子怎麼做，只要讓他知道打招呼可以有很多種模式即可。雖然，他很可能認為應該要有某一標準答案。

如果孩子不習慣對方任意碰觸自己，可以引導他把想法清楚表達出來。例如：

「很抱歉，你的手碰觸到我的身體，這讓我感到很尷尬、不安。」

「我們可以互相點點頭、微笑，這也是一種打招呼的方式。」

像這樣，把話清楚地說出來，讓對方理解，並接受每個人都有自己合適的打招呼模式。

從影像媒介看亞斯

推薦一部韓國電影《女孩青春紀事》（*The World of Us*）。電影中，十歲小女孩李善主動接近班上同學時，卻遭同學們無情地冷落、忽視，甚至拒絕與排擠，被迫在教室裡成為「一個人」。

這只是電影的一開始，卻也是現實中，常見於校園的殘酷生態。

這種讓人無奈又無力的情形，總是讓孩子心情沉重，卻往往容易被周遭大人忽視。天知道孩子心裡多想、多期待有人可以分享心事，有人可以和他們說說話。

我們的孩子，是否也在校園裡，面臨著這樣的困難呢？

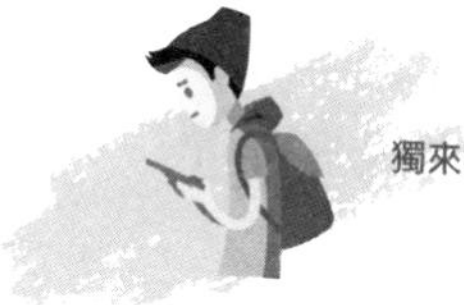

請啟動敏感的心思，關注孩子在人際需求上的議題，別讓孩子在學校裡成為孤單的那一個人。

容易被捉弄的亞斯

——建立社交範本，杜絕惡作劇

每次下課時間一到，只要阿良站在小便池前，就會有同學故意站在左右兩個「戰鬥位置」。或斜眼偷看，或揶揄嘲笑：「小雞雞，小雞雞。」同學的惡作劇，讓阿良心裡備受負擔。一緊張起來，又久久尿不出來。為了迴避這種情況，阿良只好躲到蹲式廁所裡。只是，在廁所裡待久了，又引起同學們的好奇及注意。

「阿良的腸胃很不好哦！每節課都看他在蹲廁所。」

「要不要來試試看？等他進廁所，我們就在門外面撐著，讓他打不開門！」

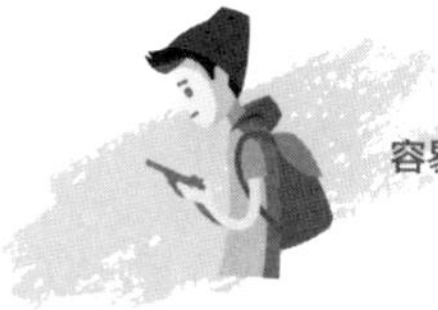

「嘿嘿，好啊！我們跑快一點，他出來看不到人影，一定會覺得莫名其妙。反正也沒人知道是我們幹的。」

對於這惡整計畫，幾個同學熱烈附和著。

因為廁所事件，阿良還被老師數落了一番。「都幾年級了，上個廁所，還尿成這樣?!」

看著同學們也笑成一團，讓阿良有苦難言，也很難堪。

阿良實在不知道到底是哪些同學故意用力壓住廁所的門，不讓他出來。但很顯然，要壓住門，至少得有三、四個人以上……

但是，阿良不敢告訴老師實情，一定沒有人會承認的。

同學們的捉弄，讓阿良好一陣子不敢再到學校。班上少了阿良，教室裡顯得安靜許多，反而讓這群同學感到有些乏味、無趣。

「少了一個人可以捉弄，好無聊哦……」

「誰叫你玩笑開太大了。上回把他關在廁所，他都嚇到尿褲子了！」

對於阿良突然拒學這件事，爸媽百思不解，但仍替他向老師請假。

學校方面，老師雖然覺得奇怪，但因為是家長自行打來請假的，也就沒再主動去了解請假的原因……

意中心理師說亞斯

亞斯伯格症孩子非常敏感，只要同學間有半點風吹草動，總是很容易激起他的強烈反應，或不敢有所反應。因而容易讓同學們覺得這是一場「好玩又不必擔心後果」的整人遊戲。

另一方面，由於亞斯伯格症孩子的應變，與一般同齡孩子相比，顯得較為笨拙，往往無法在第一時間做出適當的回應。也因此，那些喜歡捉弄他的同學，也總是容易得逞。

亞斯伯格症孩子被捉弄，通常很難反擊。也因為他們無法充分表達內在情緒，總是重重壓抑在心頭上，所以容易久久無法釋懷。

亞斯伯格症孩子不喜歡驚喜，更別說讓他受到驚嚇，這會讓他招架不住。例如，突然從背後拍他一下，或大聲地對他叫一聲，這些都很容易讓他們處於不知所措的窘境中。

亞斯伯格症孩子很容易困窘，這也表示，發生突發狀況時，他們很容易不知道該如何面對與處理。

亞斯伯格症教養祕訣

別對亞斯開玩笑

有些喜愛惡作劇的孩子，明明知道亞斯伯格症孩子不喜歡受到驚嚇，也不喜歡被碰觸，卻會刻意去做這些舉動。問他們，為什麼這麼做？他們可能會回答：「就，好玩啊！」

碰到這樣的情況，可以冷靜地問他們：「好玩在哪裡？哪一點好玩？」讓他清楚回答，開對方玩笑，到底好玩在哪裡。

用反問的方式讓孩子明白，被嘲笑的一方可是一點都不覺得好笑。別讓自以為是的好玩，殘忍地傷了對方，忽略了聽者的感受。

當一般的孩子對亞斯伯格症開玩笑，建議先釐清他們到底清不清楚當事人本身的特質。如果事先知道，卻又故意這麼做，我會特別詢問：「你這麼做，是想告訴我們什麼事？」讓他自我覺察。

或許有些孩子會回答：「只是看他的反應，覺得很好笑。」「我們只是在跟他玩。」然而，把自己的快樂建立在別人的痛苦上，是非常糟糕的。因此，大人要適當地讓惡作劇孩子了解，自己所做的行為背後，需要承擔的責任與後果，並不是一句對不起就能輕易帶過。

我們期待亞斯伯格症孩子能夠同理他人，反過來，一般的孩子當然也需要學習去同理亞斯伯格症孩子的感受。

模擬劇本，加以演練

當亞斯伯格症孩子被惡作劇時，他該如何表達面對這樣的難題呢？我們可以和他一起進行演練，試著充分表達出自己的感受。例如：

「你從背後嚇我，突然拍我肩膀，會讓我心裡很不舒服。」

「你這樣會嚇到我，讓我覺得不受尊重。請你下次不要再這樣對我開玩笑。」

平時先擬好各種互動劇本，並多加演練，讓孩子能在第一時間充分表達出來，使對方明確接收到他的感受及想法。

如果類似的問題依然沒解決，就是父母、老師該加以介入的時候，以預防衍生出後續的霸凌問題。

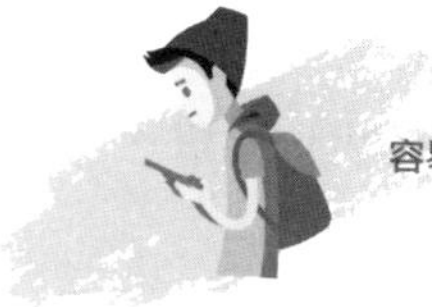

在班級中，建立社交範本

在班級中，我們可以想想，哪些孩子在和亞斯伯格症孩子相處時，是最友善、最順利、最成功的？將這些孩子列為社交的範本，同時讓「關鍵影響」曝光，例如，友善的接納、察言觀色、同理對待、適當的社會互動技巧，能夠感受並接受每個人的不同特質等。

校園裡一定會有這樣的孩子，如果有老師說：「很抱歉，我們班上沒有這樣子的孩子存在。」這時，我會很認真地問：「為什麼？」是因為我們的教育認為這一部分不重要嗎？難道我們不認為孩子在成長過程中，需要練習與不同特質的朋友相處嗎？

我們換個方式想想，假設今天你的主管具備了亞斯伯格症的特質，甚至他本身就是一位亞斯伯格症患者，而你是底下的員工，那你又該如何與這位主管相處與互動？基於現實，你不得不面對這個問題，因為你人就在該公司裡。

人與人的互動是一種動機，關鍵在於我們願不願意做改變，無論是改變想法、態度，還是改變互動行為模式。

我相信，**若以溫和的方式和亞斯伯格症孩子相處，他一定可以漸漸感受到我們的**

友善，同時，他也一定會以善意的方式來回應。這是最真誠的，人與人之間的關係。

請不要把亞斯伯格症孩子視為毒蛇猛獸，他們並不是。

建立友善的同儕關係

能和亞斯伯格症孩子做朋友的，通常會有項明顯的特質，就是他的接納程度與同理能力比其他孩子來得高。當然，如果雙方有共同的興趣嗜好，也比較能夠成為無話不說的好朋友。

電影《X+Y愛的方程式》中，女主角張梅能細膩地感受到男主角納森內心的想法，並嘗試去了解納森心裡的一些感受。她對於自己的一些誤解會適時修正，以避免讓當事人產生一些不舒服的反應。

我相信，只要真誠表達，都能讓這些孩子感受到。這種關係，不盡然發生在男女之間的感情，最基本的友誼也是。

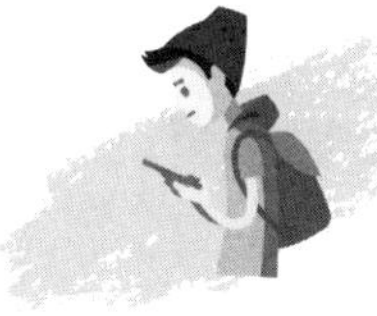

有仇必報的亞斯

——孩子，以牙還牙不是最佳解

小叡以跑百米的速度，朝阿維的方向衝了過去。二話不說，對他吐了口水。

「活該！誰叫你要欺負我，看我用口水淹死你！」

小叡說完，旋即轉身往學校大門口跑去，臉上顯現出愉悅的勝利表情。

阿維一臉錯愕，呆立在穿堂。口中嘀咕著：「這個死小叡！給我記住，明天早自習你就完蛋了……」

便利超商裡，小叡還得意洋洋地吃著冰棒，慶祝自己贏得這場勝利。

「阿維每次都欺負我，這次終於讓我想到這絕頂聰明的好方法！」

不讓你孤單

小叡以前確實用過許多方式回應阿維的惡作劇。

當阿維故意從背後推他，他也曾想出手推回去，只是因為重心不穩，反讓自己差點跌倒在地。還被阿維和其他在場同學取笑。

有一次，小叡甚至罵了三字經，結果代價更慘。那一次開口罵時，剛好被老師聽到，老師罰他整天都不能離開教室，要他練習「說好話」。

老師也曾說過，如果阿維再欺負他，就跟老師說。但是，小叡發現跟老師說根本沒用，因為他總是講不贏阿維，老師也不相信他。而且，每次跟老師報告時，小叡的情緒很容易激動。在那種情況下，很容易講得語無倫次，老師也沒有耐性繼續聽下去，最後只以一句「好同學就要好好相處」收場。

「誰跟他是好同學?!」每次想到這，小叡心裡就有氣。還好，這次終於找到這強而有力的方法，他想。

為了報復阿維，小叡絞盡腦汁，想了好多天，最後終於讓他想到這個大絕招：大量儲存口水在嘴巴裡，再以迅雷不及掩耳的速度，朝對方的臉用力吐過去，再拔腿狂奔！

為了能一次到位，讓阿維成為「受災戶」，小叡不知道練習了多少次。現在，仇報完了，他突然覺得口乾舌燥，決定來根冰棒，好好補充剛剛流失的「水分」。

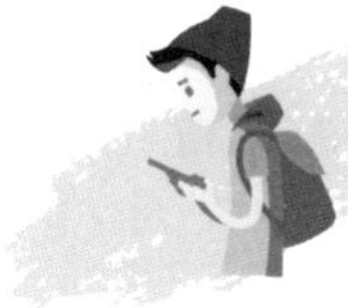

想著想著，小叡又滿足地笑了起來……

意中心理師說亞斯

有些同學會故意惡整亞斯伯格症孩子，因為他們很清楚，只要給亞斯伯格症同學一些些刺激，他的情緒就會很容易爆發出來，進而歇斯底里、亂了方寸。這些同學喜歡看亞斯出糗，以看好戲的心情來捉弄、挑釁。

亞斯伯格症孩子吃虧的地方，在於他們比較難在第一時間覺察當下到底發生什麼事，無法立即解決問題，容易讓自己呆立現場而不知所措。

如果有人刻意對亞斯伯格症孩子冷嘲熱諷、開他玩笑，雖然他不一定能夠理解對方說的話，背後所要表達的意思是什麼，但他仍可以直接感受到對方的表達方式、說話語氣，是讓他不舒服的。

任何人都沒有義務要接受他人的捉弄，亞斯伯格症孩子也是如此。當亞斯伯格症孩子自覺被欺負，或實際上真的被欺負了，就很容易採取以牙還牙的方式報復回去。這也是父母及老師容易擔心，也不希望出現的情況。

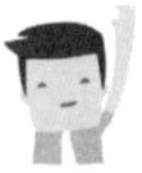

亞斯伯格症教養祕訣

評估報復的利弊得失

被欺負時，能不能以牙還牙，報復回去？

對於此問題，亞斯伯格症孩子總是會質疑：「為什麼不行？」

對亞斯伯格症孩子而言，他們會疑惑：「為什麼我不能報復回去？」這時，我們應該引導他更有效地去解決問題。

引導前，請先理解他的心情，接納他的心情，避免直接駁斥他「報復是不對的」。

接著，讓孩子試著分析與判斷這麼做的利弊得失，試著用筆記錄下來：選擇報復，然後呢？划不划算？這麼做，可能為自己帶來哪些後果？

另一方面，大人也要注意，那些以不友善方式對待亞斯伯格症孩子的同學們，是否有因為他們的行為，得到任何相對應的、會讓他們在意的後果？如果沒有，這些捉弄行為自然一直會繼續下去。

身為老師，如何因應學生的質疑？

「老師，為什麼我一定要跟他一起玩？」

「老師，我媽媽說不能跟他同一組，要你重新分組！」……

若一個班級裡有亞斯伯格症的孩子，有時老師要安排分組，可能會遇到學生拋出這類疑問，而不知該如何處理。

「為什麼我要跟他（亞斯伯格症孩子）玩在一起？」這是小朋友常見的質疑。確實，沒有人可以強迫誰一定要跟誰玩在一起，但若有人表示：「不能和×××同一組」，那麼老師應該讓他知道，要拒絕，得提出合理的理由。所謂合理的理由，可能是：「因為這位同學曾經打過我，令我心生恐懼。」

當然，我們也必須考慮一般孩子在和亞斯伯格症孩子相處的過程中，可能面臨的困難與挑戰。

一個班級裡，總是要有人被安排和亞斯伯格症孩子同一組。只不過，受限於亞斯殊異的溝通方式或情緒波動表現，由老師所安排的小天使容易感到挫折，甚至因產生壓力而不想到學校。他們可能會認為自己被對方拒絕，心生委屈，或是因為亞斯伯格症同學的某些舉動，而產生厭惡、煩躁或畏懼等感受。

有時，當老師安排一般孩子和亞斯伯格症孩子同一組，希望他們玩在一起，卻會被反問：「老師，你能不能先玩一次給我看？」其實孩子也並非想挑釁，而是希望老師先示範給他看，或是想讓老師知道，要和亞斯同學相處，並沒有老師想的那麼容易。

我們都知道，要和亞斯伯格症孩子相處，確實沒有那麼容易。因此，身為老師，要想清楚自己：「為什麼我要這樣分組？」**想清楚理由，不僅是為了說服學生，也是在堅定自己的立場。**

此外，老師也常常要面對一般生家長提出的質疑。有些家長可能因對特殊學生不了解，而持有明顯的偏見，認為班上有特殊學生，會使自己的孩子在行為上產生模仿、干擾或壓力等負面影響。

關於這類偏頗的想法，因關係到每個人對於特殊孩子的了解程度都不同，需要校內資源班或普通班的老師，給予觀念上的釐清。

令人欣慰的是，還是有些家長因對特殊孩子有基本的認識與概念，態度上持有較為正面的看法，認為這些孩子有他們的特殊需求，也就很自然地能接受自己的孩子與有特殊需求的孩子相處在一起。

創造學生之間的互動支持系統

分組之後，資源班老師或導師需提供一個支持系統，協助一般生和亞斯伯格症同學相處。對於當下所面臨的問題，可以適時提供不同的解決策略。

最積極的做法，是在一般生與亞斯學生的相處過程中，創造好玩的情境。

事實上，如果彼此能夠玩在一起，好玩又有意思，多數孩子都可以跳脫一般大人的負面標籤與印象。因為，大家不僅是同學，還是好朋友、好玩伴。

分組過程中，也可以讓一般生有機會去展現他自己的優勢與特質。這裡指的，並不是要讓一般生展現出高傲的姿態，而是要讓他了解每個人都有自己的特質，讓他知道自己也有能力和不同特質的同學互動，並吸引對方的關注。

同時，也不妨引導孩子思考一件事情：也許有那麼一天，我也會需要別人的幫忙。至於與特殊生相處或同一組，是否要給予獎勵？這倒是其次。

我們希望看見的，是一般生能發自內心，願意與亞斯同學持續互動，而不是因為有積點、加分，產生一種外在的誘因，才讓他選擇跟特殊生互動。

獎勵也不是不能給，只是，如果要給予獎勵，建議事後再給予，而不是事前拿來當成分組的條件。

不讓你孤單

「只要你跟×××一起玩，我就給你……」這樣的條件交換，容易扭曲一般生對於自己和亞斯伯格症同學的互動關係的看法。

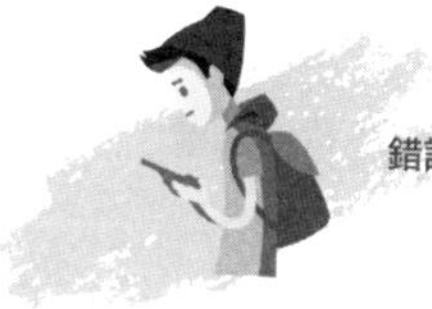

錯誤解讀的亞斯

——反諷、抽象談話，讓他有聽沒有懂

老師一直很納悶，為什麼跟阿坤講話那麼令人頭痛。這孩子，明明外表怎麼看都是個聰明俐落的孩子，卻好像總是聽不懂別人的話。

「你們再說話啊！我等你們說完，再繼續上課。」老師表情嚴肅地說。

只見班上所有人都安靜無聲了，阿坤卻仍滔滔不絕地，對著隔壁的小美描述他最喜歡的綠繡眼。

阿坤這舉動，讓小美不知如何是好。因為老師正斜眼瞪著他們兩人，說：「你再說啊，再說，我等你！」

「噓，噓，噓！」後面的阿義不斷對阿坤發出暗號。

「老師叫我再說，而且他說會等我。你不要一直噓噓噓，好吵！」

老師的臉愈來愈僵硬。「現在說話的人，馬上給我離開。」

「老師，那書包和便當盒，要不要帶走？」阿坤從座位上站起來，邊問老師，邊準備走出教室。

老師一聽，臉都綠了。「你這麼愛講？那我現在就讓你上臺說個夠！」

「老師，你到底要怎樣？一下叫我離開，一下又叫我上臺……」阿坤又大刺刺地走上講臺。底下同學們開始竊竊私語。

阿坤拉開嗓門，對全班說起上個週末，他和爸媽在公園看見的綠繡眼。

「我真的輸給你了！」阿義在底下大聲說著。

「你本來就輸給我啊！我這次數學考了九十八分，你才考七十五分，輸我二十三分呢！」

阿義只能尷尬地說：「拜託，我又不是在跟你講數學。」

教室裡愈來愈吵雜，老師再也受不了，只能大聲喊：「注意！」

阿坤卻又接著說：「注意，聽我說綠繡眼！」……

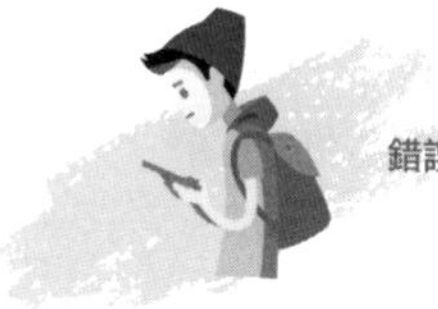

意中心理師說亞斯

典型自閉症和亞斯伯格症，最主要的差別在於「語言表達」。這也是亞斯伯格症孩子最容易被疏忽和誤解的部分。

會和你爭辯不休的，通常是亞斯伯格症。

他們可以引經據典，說一長串讓你招架不住的道理，說得頭頭是道。有時對方聽完了，還是一頭霧水，甚至覺得他說的盡是些歪理。

亞斯伯格症孩子說話比典型自閉症流利，很容易讓周圍的人誤以為他就跟一般孩子一樣，沒有什麼特別的問題。因此，大人對於亞斯伯格症孩子的要求，相對也會提高。

亞斯伯格症孩子對於人際對話的語言理解，很容易產生錯誤的解釋，當誤解了對方的意思，自己也很容易喚起負面的情緒，而這負面的情緒又會造成對方的負面反應。接著就像一個惡性循環，造成彼此衝突不斷。

我們一般人會考量到一些立場和感受，有時會選擇使用委婉、迂迴、模糊的方式來表達，以減少互動過程可能產生的摩擦或衝突。然而，這對亞斯伯格症孩子來說，是很需要花時間學習以及理解的，他們通常更喜歡直白的陳述，因為比較好懂。

亞斯伯格症孩子很容易把自己感興趣的知識內容，完完整整地陳述給對方，並且樂在其中。他沒有辦法判斷對方是否有意願繼續聽他陳述，有時對方甚至不盡然聽得懂他所談論的內容。

因此，大人要引導他學著與他人溝通，試著站在對方的立場，而不是自顧自的把自己要說的事情說完。

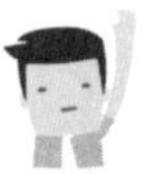

亞斯伯格症教養秘訣

首重聆聽，不批判

你可能會發現，孩子的注意焦點、解讀方式，總是和一般人大相逕庭。

即便如此，也請先不要驚慌或責怪他，先聽聽看他怎麼說。在聆聽的過程中，釐清孩子是在哪個環節搞錯了，才將訊息錯誤解讀。

條列式溝通，避免抽象談話

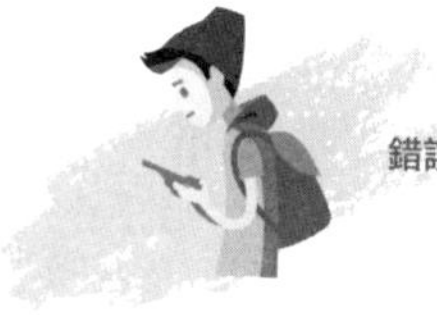

了解亞斯伯格症孩子的特質後，就要以孩子能否理解為考量，試著調整和他說話的方式：適時分段，一句一句來。在責怪孩子為什麼不懂我們在說什麼之前，請先努力思考，如何才能讓他聽懂我們的意思。

和亞斯伯格症孩子互動，請讓他能夠充分理解你所要傳達的意思，不要使用抽象、模糊的字眼，或是太迂迴地表達你的意思。

愈是繞著彎講，他就愈難以理解你話裡的重點。說話內容要夠具體、明確，條列的方式也有助於讓他明白你的意思。

你可以列出自己的孩子懂哪些話。這點也關係到我們對於亞斯伯格症孩子的熟悉程度，能夠分享多少他可以理解且感興趣的事物。對他愈熟悉，我們說出的話就會愈精準，讓他理解的命中率就會愈高。

抓出關鍵字，逐一定義

分段地說，細心留意、觀察孩子的反應。當他表現出茫然的樣子，我們可以再用另一種方式表達。

但，一句話裡，孩子未必知道哪些是關鍵字，而這些關鍵字又是什麼意思。因此，和孩子溝通時，我們可以做一項練習。

試著把每句話的關鍵字寫下來，再進一步釐清孩子是否都懂它們的意思。並且，把日常生活中的常用詞彙條列下來，再逐一確認。

設定對話情境，加以練習

孩子的話總是讓聽的人百般尷尬，到底該怎麼辦？

平時，你可以為孩子設定對話情境，和他一起練習列出幾種可以回應的答案。讓孩子了解在哪些情況下，他可以怎樣回答對方的問題。

列出幾個回答的方式後，接下來還要實地演練。不要只是告訴孩子，你不可以這樣說、那樣做。當我們這麼說，可能會讓他很生氣，而且，他還是不知道應該怎麼做。

推敲他人所說的話

亞斯伯格症孩子在表達意見時，容易讓別人以為他是在批評、嘲諷，而感到不舒服。或者，當他在使用語言表達時，可能會認為自己說的話很好笑，但其實對方

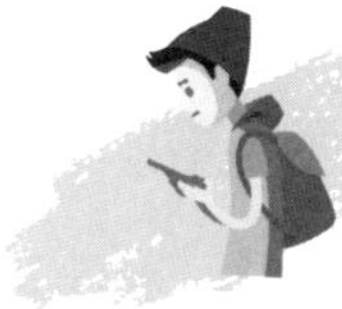

並不這麼認為。

有些話到底適不適合說，關係到兩個人的程度。

為了避免孩子總是在說話的過程中誤踩地雷，造成對方的不適，孩子必須學習如何說話。

我們可以引導孩子，先聽聽看別人在說什麼。

必要時，把這些話記錄下來，仔細推敲某些話分別會讓「說者」與「聽者」產生什麼反應，包含表情、動作與情緒等。同時，也讓孩子來分析這些話之中，讓人覺得中肯、安全、悅耳的原因。

紙筆溝通，提供視覺線索

和亞斯伯格症孩子互動、溝通時，可以試著透過紙筆。視覺文字能讓亞斯伯格症孩子較容易理解，也能幫助他掌握我們所要傳達的意思與訊息。

你可以把它想像成大字報或字幕，具有提醒的作用。而寫下關鍵字，他也比較容易順著你所要談論的話題走。

練習聚焦於團體裡的重要角色

如何訓練亞斯伯格症孩子在團體中，了解對方說話的內容？我們可以教他學會分辨，團體裡哪個人是需要他優先關注的對象。例如，第一位開口說話的人、講話比較大聲的人、大家都在注意聽他說話的人，或是團體裡擔任重要角色的人，如班長、隊長、組長等。

鎖定、聚焦於團體中的某一個人，練習注意這個人說的話，先不把注意力分散在太多人身上。再看看其他人都是如何做回饋。

孩子需要有人為他示範。先引導他練習傾聽、觀察、模仿，不急於馬上參與討論或對話。如果真的想要開口說，可以讓他把自己想講的話，先在腦海裡複誦，再於必要的時間點把它表達出來。

透過影片，練習對話

當然，說完話，還要觀察對方的反應。不過，這對亞斯伯格症孩子來說，又是另一項需要練習的挑戰了。

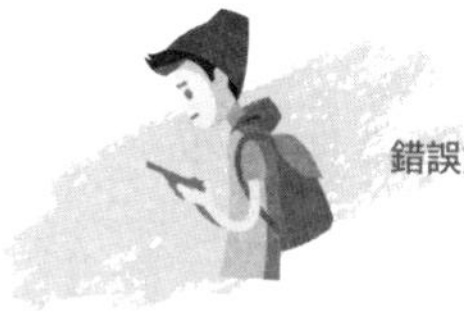

這時，我們可以找一段影片，讓孩子有機會以第三者的角度，觀察影片中的人物如何互動，進而讓他套用在現實生活中。

影片的選擇，以「多對話」為主。我們可以適時按下暫停鍵，讓孩子有機會仔細進行判斷。

直白＝亞斯伯格症？

亞斯伯格症的孩子，常有說話很直接的特質。但這並不代表說話直白的孩子，就一定有亞斯伯格症。

關於孩子的直白，是否出於有意，以達到傷害他人的目的，需要大人進一步去釐清。

有些孩子說話，常讓對方覺得尖酸刻薄。若要進一步釐清孩子的直白是否來自亞斯伯格症，還要判斷孩子在說這些話的過程中，是否懂得察言觀色，或者單純認為只要講話凶一點，就能讓對方害怕，取得主場優勢。

有些孩子懂得察言觀色，他們會去分辨自己講的話對哪些人具有影響力，或是對哪些人少說為妙。這樣的孩子，懂得運用語言來獲得自己想要的一些權利與結果。也就是說，他懂得「判斷」。

然而，對亞斯伯格症孩子而言，他們在這方面的能力就顯得非常薄弱。他並不一定了解自己講的這些話，可能為對方帶來怎樣的感受。

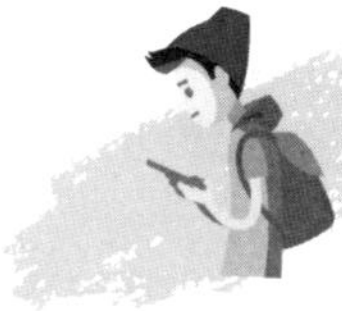

自說自話的亞斯

——增加話題廣度，開啟雙向溝通

「你別只顧著說自己想說的話，也聽聽別人的意見，好嗎？」

「對嘛！老是這樣，整組又不是只有你一個人，何況組長也不是你！」

小健根本聽不下其他同學的意見，還在暢談他自己對於臺北捷運系統的想法。

「你不要再說這些事情，我們這一組要做的事，是有關於關渡自然公園內，濕地生態內容，又不是在講捷運！」

「對啊！你幹麼一直背出淡水信義線的每一個停靠站啦，講那麼多無關緊要的東西，到底在幹麼？」

「早知道就不要跟他同組了！」

「誰想要啊?!還不是老師強迫我們跟他分組，真不公平。」

「對嘛！真的很不公平。」同學們開始抱怨了起來。

「你們不要一直插話，聽我說。要從Ｇ17台北小巨蛋站到Ｒ25關渡站，就要搭乘往台電大樓的松山新店線到Ｇ14中山站，再轉乘Ｒ淡水信義線往……」小健愈說愈興奮。

「拜託你，別鬧了。再這樣下去，我們這組就完蛋了。」

「我們跟老師說啦！」

「沒用的，老師一定會叫我們自己想辦法解決。」

小健還是不理會同學們的意見。只要牽扯到跟捷運有關的話題，他的眼睛就整個亮了起來，無法自拔地侃侃而談。簡直就像臺北捷運代言人一樣，幾乎要一口氣把所有捷運系統都默背出來。

小健似乎忘了一件事情，這次自然老師要大家分組探討的，是關渡平原的自然生態，而不是分析捷運路線。

「各位同學，你們都討論好了吧？待會準備抽籤，每一組各自上臺報告討論結

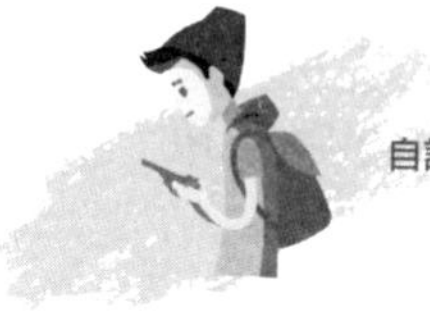

果。」

「我們真的完蛋了啦！」

第三組的同學們，每個人都愁眉苦臉、愁雲慘霧。只有小健，因為眼前有一群難得的「聽眾」而一副躍躍欲試的模樣。

「我跟你們說喔！淡水信義線的中山站是R11，松山新店線的中山站是G14……」

到了上臺報告的時間，小健又唱起了獨角戲。

意中心理師說亞斯

亞斯伯格症孩子常只顧著表達自己想說或感興趣的話題，很容易顯現出單向的溝通模式，卻忽略了別人在那當下是否有時間聽、願不願意聽，或者是否聽得懂。與他人溝通的過程中，他們常無法好好傾聽周遭他人的意見，因此無從了解對方的內在想法以及感受。因此，在團體裡，容易讓人覺得很難相處。

亞斯伯格症孩子關注的事情，常常過於狹隘，總是在特定的事物上打轉。而倘限的話題，很容易在互動與溝通上，造成他與同儕之間的困擾。

有時同學在聊的事情，亞斯伯格症孩子可能沒聽過，或不感興趣，因而無法參與討論。

亞斯伯格症孩子需要練習關心對方的心情、立場和想法，試著去理解對方，並考量到對方的需求。

同時，也要留意對方的舉止反應所想傳達、回饋的含義，不能總是單方面地自說自話。

亞斯伯格症教養祕訣

角色扮演，轉換至「聽眾」身分

讓孩子練習輪流扮演不同的角色，等待開口的時機，也慢慢學會聽懂別人所說的話。

關於角色扮演，我們可以讓亞斯伯格症孩子把他自己的角色設定成臺下的聽

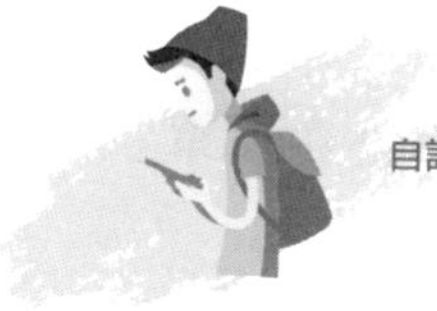

眾，練習在臺下聽別人說話，去欣賞、注意、聆聽臺上的演員（也就是眼前的同學），彼此都是如何對話、如何相處。

孩子需要透過正向的示範，慢慢去注意，慢慢加以模仿、分析與學習。

我們可以透過一張告示牌或紙卡，讓他了解現在自己正扮演什麼樣的角色。這角色也是在告訴他，在不同的時間和地點，有時他可以開口說話，有時則需要他用耳傾聽。

提升聊天話題的廣度

不是要孩子去談論別人的隱私，或說長道短。而是要讓他對於周遭事物關注的觸角，可以再多延伸一些。

同樣的主題，同樣一件事情，若一直反覆地說，很容易讓對方不想再聽下去。如果亞斯伯格症孩子能與人談論的話題可以更為廣泛，對於聽者來說，就不會覺得他很奇怪。

關於這點，過動兒能聊的話題反而相對廣泛。只是過動兒的專注力持續性比較差，雖然話題廣泛，卻較難在同一話題上進行深入討論。「深度報導」這一點，反而是亞斯伯格症孩子勝出。

要提升孩子的話題廣度，我們可以試著列出家中亞斯伯格症孩子經常關注的主題。學校老師則可以進行一項討論，把近期內同學們感興趣的話題條列在黑板上，再進一步確認亞斯伯格症孩子對這些話題的關注程度。

我們並非要求亞斯伯格症孩子要跟一般同學一樣，但卻需要仔細留意孩子對事物的關注是否存在侷限性。

建立群組互動的概念

亞斯伯格症孩子在人際關係上的建立，注重質勝過於量。在與同學互動中，不需期待或要求他，一定要與班上所有或大部分同學有所交集。

由於亞斯在與人互動時，需要很長一段時間慢慢摸索，以了解對方所提供的社會線索。因此，最好的方式，莫過於**讓孩子可以有幾位特定的同學，藉由一段長時間的了解，無論是衝突、磨合、碰撞、互動，都在這群孩子中進行，進而慢慢發展、建立與維繫關係。**

固定的互動對象，也會讓亞斯伯格症孩子比較有自信、安全感、熟悉感，來發

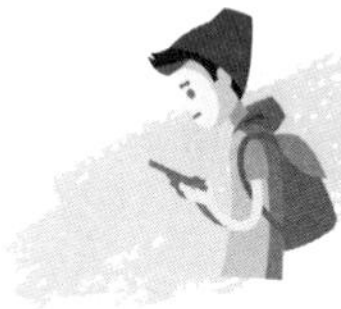

展與演練新的社交技巧。讓他有機會慢慢進行修正、微調與改變。

同時，透過密集式的互動，也能讓周圍的一般生有機會了解眼前這位亞斯同學的特質，並掌握和他互動的技巧。

設定最佳的說話時間點

和亞斯伯格症孩子說話，我們可以很明確地告訴他，什麼時間、什麼地點，他再開口講。就像演戲一樣，你有你的臺詞，他有他的對白，誰都不能搶話。讓孩子明確知道互動模式後，再輔以視覺化線索。

把要討論的事情寫在紙上，讓這些孩子可以聚焦於「現在」的話題。重點是「此時此地」，避免讓他脫離了彼此談話的軌道。

藉由一次又一次的演練，他會比較容易進入狀況。

如果發現孩子講話不符合我們當下的談話情境，或他又開始自顧自的講一長串我們不感興趣的內容，這時可以採取不回應的方式，以削弱他的反應。

不過，當你不回應的時候，也有可能讓孩子誤解，認為「我在跟你說話，為什麼你這麼沒禮貌，都不回答我的問題？」為了避免這種情況發生，我會建議在紙上寫下關鍵字，讓他了解現在正在討論的是哪些事。至於他要聊的、要講的，移到其他時間再做討論。

建立談話默契與暗號

我們也可以和孩子建立屬於彼此的默契。

例如，當他回答到我們所聚焦的主題，這時我們的眼睛就會看著他；如果他脫離話題，我們就閉上眼睛，或撇開到另外一邊，或對他搖搖頭。只要他了解我們的訊息，做出修正，我們就會再度回復眼神注視他的模式。

當亞斯伯格症孩子總是重複在某些話題上，請清楚地讓他了解自己有這情形。因為這除了反映他對這些話題非常熟悉、擅長、感興趣之外，也反映他似乎對於我們當下正在討論的問題不是很清楚。

亞斯必須知道自己的侷限，這是一種自我覺察與自我了解的必要。

輸入正向的語言內容

當你強調一些負面語言、禁止的事情，有時反而更容易吸引這些孩子的注意，進而模仿我們說話的內容。因此，要注意亞斯伯格症孩子把你跟他講的負面語言，照單全收。

比較安全的做法是，和他們互動時，盡可能說一些正面的話，一些讓他聽了會感到舒服、自在的話。當我們都盡量說些能讓人心情愉悅的好話、讓人覺得有幫助的話，我們也就能對孩子即將說出口的話放心一些。

你的「資料庫」，更新了嗎？

我們常會抱怨亞斯伯格症孩子會說些讓人聽不懂的話。現在，請先試著讓孩子能夠將他所要說的話完整表達出來，不要急著批判。

給他一個舞臺，讓他去陳述他所知道的一些知識。

我們很容易主觀認為，如果別人說出來的話和我們不一樣，就是一種怪異。這種話語權掌握在大人身上，亞斯伯格症孩子通常無法為自己辯護。

聽不懂亞斯伯格症孩子說的話時，建議先以紙筆記錄下來。有時，並不是他們說的內容很奇怪，而是因為我們聽不懂，超出了我們有限的知識範圍。

如果今天有一群人聽得懂亞斯伯格症孩子所陳述的知識，以及說話的內容，而我們卻聽不懂，絕不是因為他們也很怪異，而是我們該承認自己在知識上的不足——是時候下載、更新最新訊息了！

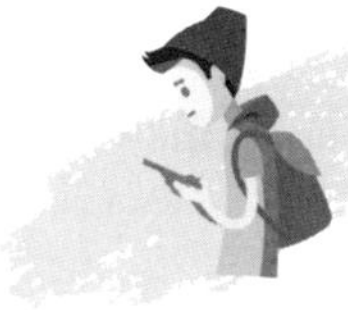

對身體距離「過敏」的亞斯

——不喜歡靠太近，但他也想一起玩

誰都別想靠近我！

「我很討厭人家靠我太近，那感覺很不好。就像聞到市場裡，那股悶騷的臭魚腥味，讓我作嘔，受不了。甚至，讓我想要瘋狂大叫。」輔導室裡，阿宇流暢地說著。

「教室走廊明明那麼寬，路那麼大條，同學幹麼老是要靠近我，簡直就是故意找我麻煩。更何況，他們走路都不長眼睛，我就在眼前，為什麼老愛來擦撞我？這讓我感到渾身不對勁，想到就一肚子火。」阿宇繼續抱怨。

不讓你孤單

「所以，我當然要停下來和鐵頭理論啊！我問他：『你是不是沒長眼睛啊?!』這一招我在馬路上看過，只要有兩輛車子擦撞，就會有人下車理論。也常常看到他們在馬路上動手打起來，他們很勇敢，都不怕被車子撞。所以，我也跟鐵頭打了起來……」

上星期三，朝會剛結束的走廊上，阿宇和鐵頭爭執了起來。

「你說什麼？」鐵頭嚷著。

「你是不是耳朵有問題，怎麼沒聽見？」阿宇又說了一次，「我說，你是不是沒長眼睛?!」

這次阿宇怕鐵頭聽不見，特別用很大很大的聲音對他說。

只是，鐵頭突然把拳頭揮了過來，阿宇一時被打得莫名其妙，就和對方打了起來。沒錯，就像在大馬路上，兩輛車子擦撞，大人下車，動手打起來那樣。阿宇事後想想，覺得自己還真勇敢。

很奇怪，阿宇不喜歡人家碰他，因為這讓他感到很厭惡，非常不舒服。但打起架來，卻似乎忘了這種感覺。或者說，打架時，阿宇的腦袋瓜就會一片空白。就像寫數學考卷，面對「最小公倍數」、「最大公因數」的題目時一樣。

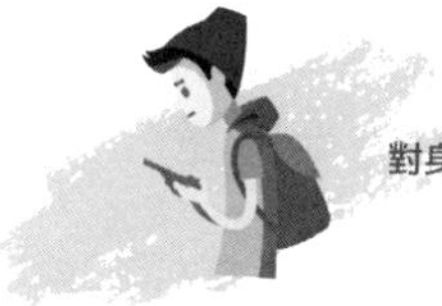

但是，我也想跟大家一起玩……

阿宇不時強調：「我不喜歡人家靠我太近，我也討厭人家碰我。」話雖這麼說，他卻老是碰人家。

「你幹麼靠我那麼近？」

「過去一點！」

「走開啦！」

「滾！」

最後這個字，小牧激動拉高音調，阿宇還是沒感覺自己有碰到人。

「保持距離，以策安全。」雖然媽媽不時強調這一句話，但阿宇還是常常感到一頭霧水。

保持距離，到底要保持多大的距離？

最後阿宇發現，站得遠遠的最是安全。因為，這樣比較不會被碰撞，也聞不到那股臭臭的魚腥味。但每次阿宇站得遠遠的，他卻發現人家也離他遠遠的。

這種感覺很矛盾，既舒服，又不舒服。

舒服，是因為阿宇發現旁邊沒有人，不會擁擠，空氣很新鮮。他可受不了那些在操場上，常常玩得滿身大汗的同學靠他太近。「那股臭死人的魚腥味，我可不要。」阿宇經常向媽媽這樣說著。

「但不舒服的是，他們離我那麼遠，這叫我怎麼跟他們一起玩？我也很愛玩的。只是，好像沒有人相信。因為，他們看我都離他們遠遠的……」阿宇的語氣中，有滿滿的困惑。

「到底要和別人保持怎樣的距離，人家才會喜歡我，才會把我當成朋友，一起玩？」

「雖然我還是很討厭人家靠我太近，但我真的很想和大家一起玩。所以，我會嘗試讓自己忍受看看。嗯……或許憋氣是一個好方法。只是，不要讓我憋太久，我怕我會斷氣。」阿宇很認真地思考著解決辦法。

意中心理師說亞斯

亞斯伯格症孩子對於身體距離是相當敏感的。雖然有時也會呈現過猶不及的狀態，因為和別人太過靠近，而讓對方覺得沒有界限或感到不舒服。但是反過來，**當**

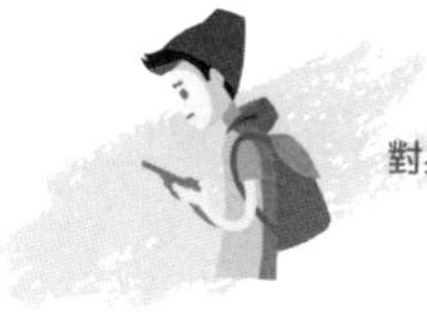

對方沒有經過允許就碰觸他，或太過於接近，也會讓亞斯孩子處在一種極度不安、焦慮及難耐的狀態。

除了對身體距離觸覺的敏感之外，有些亞斯伯格症孩子對於聲音也會特別感到不舒服。

其實，一般我們聽到抓黑板的聲音，也會感到渾身不自在。大部分的人都有這樣子的現象，只是我們會認為那是很自然不過的事。

如同觸覺，每個人對聽覺的敏感度也不盡相同。有些孩子對於尖銳聲、汽笛聲、吹風機、警報聲，或飲水機煮沸的聲音也會感到不舒服，我們必須尊重每個孩子所擁有的不同感受。

亞斯伯格症教養祕訣

練習以「我」來表達感受

有些孩子傾向使用命令式的語氣和字眼，例如，當別人太靠近他的時候，很容易脫口說出「你給我走開！」這樣的用詞，造成對方不舒服，而讓彼此不斷爭執。「你走開！」「憑什麼你叫我走開，我就要走開？」「反正我就是叫你走開！你再不走開，我就要揍你！」「你來呀，有辦法你就來揍我啊！」諸如此類的臺詞屢見不鮮，接著就是引起一波又一波的衝突。

對於這樣的情形，我們可以引導亞斯伯格症孩子使用「我」這個字眼，來表達想法與感受。

讓孩子在遇到對方並不是很了解自己，太過接近自己的情況時，練習表達自己的感受。例如：「很抱歉，有點擠，這讓我很不舒服、不自在，是否可以請你站過去一點？謝謝！」

練習明確地表達自己的立場，不要去批判或指責對方。只要將想法表達出來，就會是一次有效的溝通，能讓周圍的人了解他的感受。

適當的社交距離

當亞斯伯格症孩子太過靠近別人時，我們需要留意的是，孩子是否能夠清楚覺察對方的感受。

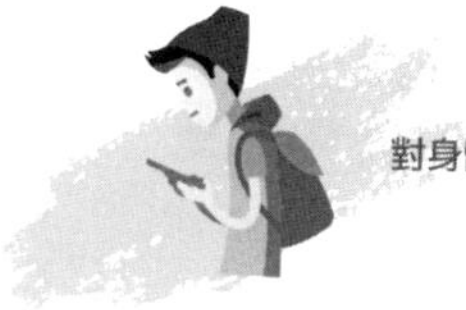

我們要給這些孩子一些具體的示範當作參考。例如，告訴他在什麼樣的情況下，該站在什麼樣的位置，保持多遠的距離，眼睛到底要看哪裡等。

同時，訓練孩子去觀察對方的表情、動作、肢體語言等細微反應。再進一步了解對方的這些反應，想要傳達的是什麼樣的情緒概念。例如，厭惡、緊張、害怕、討厭、生氣等。

身體碰觸的「系統減敏感」

我們可以透過「系統減敏感」的方式，讓孩子對觸覺及身體距離不至於過度敏感。

平時，可以多以自然的方式靠近孩子。像是，和孩子進行他感興趣的活動，如觀看昆蟲、植物時，很自然地靠近他。必要時，可以用手輕輕拍拍他，或牽著他的手。

過程中，留意孩子的情緒反應，避免讓他處在不舒服的狀態。如果孩子覺得不舒服，而我們卻沒有看出來，將容易導致反效果。

在和孩子聊他感興趣的事情時，你的手可以輕輕搭著他的肩，拍拍他的肩膀，讓他了解，這是一個很自然的互動方式。讓孩子透過這樣的方式，一次次地進行觸覺減敏感。

當孩子對觸覺過度敏感時，我們也可以把他的注意力轉移到別的事物上，不知不覺地降低孩子的敏感度，同時增加他的成功經驗。

不過，我們也要尊重每個孩子對於身體距離的自主性。每個人都有他自己的特殊性，這部分無法強迫孩子改變或接受，也沒有必要為難他。

適時迂迴地迴避

被不熟悉的人碰觸，或是對方在未經允許的情況下碰觸自己，這都會讓人感到極度的不舒服。這一點對於亞斯伯格症孩子來說，尤其敏感。

只是在日常生活或校園裡，有時對方不見得是故意要和他的身體有所接觸，無論是碰到手臂，或者是因為擁擠而造成的身體接觸。上下課、做體操、打球或進行活動時，身體都難免會跟別人有一些近距離接觸；在大賣場、百貨公司、捷運等其他公共場所，更是如此。

面對這些不得不與人近距離接觸的情況，孩子如何解決眼前這些不舒服的狀態？我們可以讓孩子學著判斷如何保持在一個最舒適、最安全的距離。這樣的距離

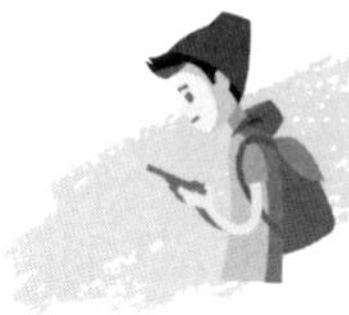

如果很清楚，孩子就可以適當迴避不必要的擁擠。

例如，下課時，引導孩子先不急著衝出教室。等待一下，讓其他小朋友先離開，比較不擁擠了，再走出教室。

另外，搭乘捷運的時候，為了避免擁擠，也可以選擇到兩側人潮較少的車廂等候。到站之後，先讓其他人排隊搭乘扶梯，或自己改走樓梯，以避開與其他人的過度接觸。這麼做，也許會在時間上耽擱幾十秒鐘，但是至少在感受上會比較自在。

同時，也可以避開人潮太擁擠的場合，例如，跨年演唱會、年貨大街、燈會或園遊會等。面對現實中人滿為患的情況時，讓他找到適合自己的選擇，除非這些活動非參加不可。只要能夠解決問題，讓自己感到舒適，就是好方法。

請勿一廂情願

我也不時提醒相關的助人工作者或志工，**要表達自己的情感與友善，並不見得要用肢體去碰觸或擁抱眼前的孩子。無論是觸摸他的頭、臉、肩膀，或是無預警的擁抱，這些動作都很容易讓當事人感到不自在，覺得受到威脅與侵犯。**

有時，孩子沒有辦法很充分地使用語言來表達他的不舒服感受，有些孩子則會

不讓你孤單

反映在表情上，或脫口說出「你幹麼」。我們大人有時太一廂情願，只顧自己想要表達的情感，卻忽略了我們使用的方式可能並不恰當。

可能有人會疑惑：「心理師，你常說亞斯伯格症孩子不喜歡被碰觸，但是為什麼我卻常看見他去碰人家？」關於這點，「被碰」與「碰觸別人」，在觸覺的感受上是不同的。

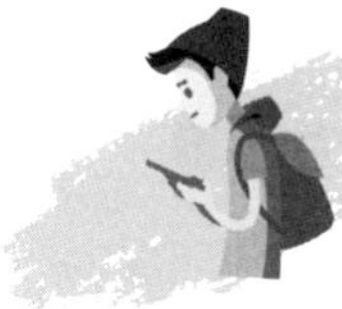

不愛看劇情片的亞斯

——透過影片，提升社會情緒力

媽媽望著小豪的背影，看著他忘我地研究金字塔與木乃伊的古埃及文化，心中十分矛盾與無奈。小豪那專注的神情，其實媽媽也深深被這樣的投入所吸引，她心想：「一個人能鍾愛於一件事情，而且樂在其中，為他帶來愉悅的情緒，這是多麼美妙的一件事啊。」

但是，媽媽心裡不免有些擔心。孩子喜歡知識類訊息，喜歡有具體數據的資料，喜歡探究埃及歷史、地理與文化，這當然是好事。但是小豪當前也有個核心問題，就是他的人際關係互動能力。

不讓你孤單

媽媽知道小豪對於人與人的溝通，以及社會能力的解讀，是非常缺乏的。如果他對埃及的了解，屬於博士後研究的程度，那麼他對於社會能力的關注，大概只停留在幼兒園小班的階段。

家裡充滿了關於古埃及文明的影片與書籍資料。但是，媽媽更想讓小豪試著去認識實際生活中，關於人與人相處的情感、互動，以及人際關係與社交技巧的演練。

這是非常切身的課題，但小豪卻沒有一絲絲這方面的興趣。

「老婆，你這陣子怎麼花了那麼多時間在追劇啊？看你以前對這些並沒有那麼大的興致，到底是哪個明星那麼吸引你呀？」爸爸酸酸地問著。

「你以為我都在看什麼？你以為我時間那麼多呀？這麼做，還不是為了讓小豪有機會能因為好奇靠過來，看看媽媽到底在專注什麼事物……」媽媽有些無奈且無力地說著。目前的進展，似乎有限。

「看個偶像劇和電影，還真的這麼有目的性啊？」先生有些不以為然地質疑。

「不是我要說你，關於小豪的問題，你這個做爸爸的到底花了多少心思去了解？難道你都不擔心，他在人與人互動上的那分疏離感？你知不知道，這對他以後生活、學習以及成長是多麼具有殺傷力啊！」

說到這裡，媽媽情緒很是激動。教養這段路走來，她總是覺得自己孤單一個人。

「可是，這些戲劇我還不是碰都不碰。到了這個年紀，我還不是過得挺愜意的？人際、人脈什麼的，也根本不需要去煩惱啊！」

「你不要老是想用你的標準，去套用在孩子身上。我必須慎重告訴你，你是你，小豪是小豪。不要把自己拿來相提並論。我不期待你花多少心思在小豪身上，但是你也別干涉我這麼做。」媽媽把話說得重了一些。

媽媽現在依然在努力。儘管她發現，她看偶像劇時，小豪依然在看他的古埃及影片。

意中心理師說亞斯

亞斯伯格症孩子對於劇情片，往往會逃避接觸。理由在於，電影一格一格的變化過程中，充滿了太多的社會性訊息。無論是角色的表情、動作、肢體語言、說話的方式、語氣、語調、音量，甚至是走位等，都可能讓這些孩子招架不住。

特別是，如果沒有字幕做為視覺訊息線索的輔助，亞斯伯格症孩子很容易看不懂電影到底在演什麼。

我曾經試著透過ＤＶＤ，讓一位亞斯伯格症孩子觀看影片，以了解劇情裡的內容。當時這位孩子便要求我打開字幕，因為他看不懂影片到底在講什麼。

殘酷的是，現實生活中，人與人之間的互動沒辦法像電影一樣，提供字幕給孩子參考。

在亞斯伯格症孩子學習溝通、互動的過程裡，透過電影或故事去了解人與人之間的互動，以提升他察言觀色的能力，是一段必要的過程。雖然辛苦，卻很值得嘗試。

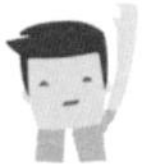

亞斯伯格症教養祕訣

透過影片媒介，提升社會情緒力

我總是和亞斯伯格症孩子的家長及老師強調一件事情：**與其讓孩子花時間在鑽研知識性的內容，不如讓他撥一些時間，聚焦在人與人之間的社會情緒內容上。**無論是透過繪本、電影、小說，或實際的人際互動練習。因為亞斯伯格症孩子所缺乏的這些能力，是需要被訓練的。

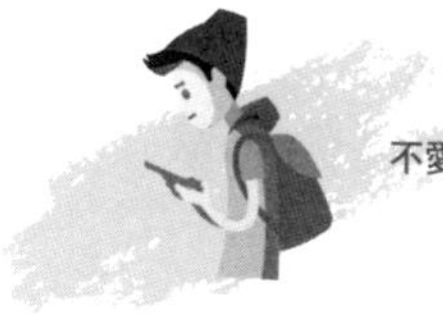

我常認為，有些影片、偶像劇，如果家長能和孩子一起在家中觀看，是一種親子雙贏、同樂的方式。所以，我常建議亞斯伯格症孩子的家長，多引導孩子看戲、看劇，藉此提升他社會情緒的功力。

在家裡，我自己就是一個喜歡看戲劇的人。當我的孩子發現爸爸坐在螢幕前看影片或偶像劇時，他們也會理所當然地坐下來，和我一起觀賞，何樂而不為呢？

我常說，手機、平板、電腦、電視和網路本身沒有好壞。很多事物不是全有全無。這些都是媒介，重點在於你和孩子選擇哪些節目，觀看什麼內容。

在觀影的過程中，別掃興，不需要給予孩子太多的說教或大道理。除非他主動問起你。

影片能帶來的豐富收穫

我一直深信，透過影片這個媒介，能讓孩子學到觀看不同事物的角度。透過別人的故事，孩子將有機會去了解自身與他人的關係，還有人與人互動時，說話的表情、肢體動作等表達方式。

孩子能從影片中習得的，包括細微、細膩的情感呈現，關係裡的複雜交流，故事內容的結構與鋪陳，角色的設定與詮釋等。甚至，能和自己的生活產生連結與共鳴。

更關鍵的是，我們自己在觀影過程中，也創造了許多和孩子的交集、經驗、回憶與話題，親子間可以相互了解彼此關注的事物。

一起看影片時，孩子也會想聽懂片中人物所講的話。看非中文的影片時（例如，日劇、韓劇、好萊塢或寶萊塢電影），孩子可能會主動詢問劇裡面的人在說什麼。因為，他會想了解大人為什麼會突然大笑，想知道電影裡的哏，或是劇情的關鍵。當他能夠理解，能夠聽得懂，多少也會提升他參與觀看的動機。

有時，我們也可以扮演起解說員、旁白的角色，分析給孩子聽，或改用國語幫他講裡面的對白。而從另一個角度來看，在孩子聽不懂片中人物所講的話，且對中文字幕理解有限的情況下，他反而會把注意力擺在「察言觀色」，透過視覺去理解、猜測與感受。

至於影片的選擇，以電影的分級（普遍級、保護級、輔導十二歲級、輔導十五歲級、限制級），來評估是否符合孩子觀影的適切性後，可以嘗試不同的影片內容，讓各種故事豐富彼此的視野與心靈。

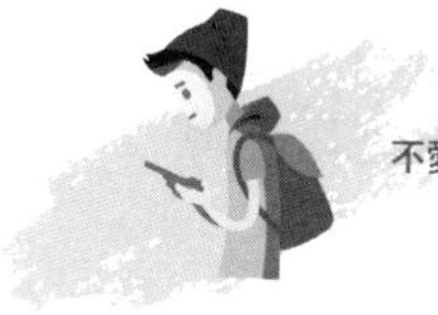

暫停播放，共同討論

觀影時，我們可以適時按下暫停鍵，一次又一次地反覆播放某段畫面，引導孩子重新解讀語氣、字眼、音量、音調、眼神、表情、手勢、動作所涵蓋的意思。

或者，我們可以和孩子討論，接著可能衍生出的情節會是什麼。讓他去猜測後續劇情可能如何演變，先不替他預設各種可能的情況，很多電影也都會有出乎意料的結局。

例如，畫面中的兩人，其中一個走過來，手搭在對方的肩膀上，被搭肩者的反應會是什麼？這搭肩動作所要傳達的訊息是什麼？這時兩人可能都是臉部露出愉悅表情，繼續說說笑笑，但如果其中一人臉上露出凶狠的模樣，另外一人表現出害怕的模樣，這當中的差異又是什麼？

手放肩膀的動作，可能是在提醒對方：「我要講的話很重要」、「你要好好聽我說」。這兩人的關係有很多種可能，也許是比較親密的，或是其中一人想要欺負對方，所以藉搭肩來警告對方：「你給我小心一點。」也可能是在表達：「我認同你」、「我欣賞你的做法」，或暗示對方：「你太瘋狂了！」「你講得太棒了！」

人與人的互動，並沒有標準答案，但總有些是多數人最可能出現的解釋或反應。

透過這樣的方式，讓孩子針對停格的畫面進行討論，能讓他慢慢去感受、思考這方面的樂趣。

父母優先樂在其中

對於亞斯伯格症孩子的家長來說，最大的挑戰，可能是如何吸引孩子坐到螢幕前，一起觀看影片。

與其苦口婆心，一直要孩子坐下來看，倒不如我們自己先樂在其中。你看得愈津津有味，孩子就愈容易被你的專注所吸引。

孩子其實很奇怪，常常是愈要他做什麼事情，他愈容易抗拒。但是，如果他發現你正陶醉在觀影這件事情上，他還比較容易主動靠近，甚至問你：「你在看什麼？」

因此，我們可以先選擇一小段影片，最好是孩子感興趣的內容，並且重複地看，津津有味地看，以吸引他的注意與好奇。但不要刻意強迫他看。

在觀看過程中，你可以主動和孩子分享，甚至自言自語地發表你的意見。但也要提醒自己，避免一直詢問孩子，或是要求他回答問題。先以讓他願意接觸、願意看為原則。

亞斯伯格症孩子需要實際進入人際互動現場，進行演練。這樣的演練，需要情境的設計，而這就是觀看影片所能達到的階段性任務。

不看人的亞斯

——迴避眼神交流，不是因為討厭你

「同學，請問一下，往後山埤的捷運要往哪裡走？」一個略顯發福的大嬸兩手提著裝滿水果的大袋子，氣喘吁吁地問。

士賢看著額頭上冒著汗的大嬸，臉上沒什麼表情，一句話也沒說。

「同學，不好意思，我第一次到臺北車站這麼複雜的地方。能不能問一下，要到後山埤，要到哪裡搭車？」

在這如迷宮般的臺北車站底下，有地下四個樓層，一下站前地下街、臺北地下街、中山地下街，一下臺北轉運站、機場捷運站；還有高鐵、臺鐵，捷運板南線、淡水線……錯綜複雜的指標，已經把大嬸給搞迷糊了。

士賢當然知道後山埤。因為他總是從士林站搭乘Ｒ淡水信義線，再轉ＢＬ板南線，到後山埤的前一站永春站下車。但他欲言又止。

士賢杵在人來人往的臺北車站底下，旁邊的人接踵而來，士賢閃了一下，大嬸也閃了一邊。大嬸仍在等待著這亞斯少年的回應。

「跟著我走。」士賢終於開口說了這幾個字。

話一說完，士賢就邁開步伐，逕自往前走。這是他一貫的走路速度。大嬸手提著那兩個大袋子，緊跟在後面，就怕在人潮中跟丟了。

「同學，你能不能走慢一點。」大嬸說。

但是，士賢沒有放慢速度的跡象，繼續維持自己的速度走路。大嬸只好使盡全力跟上。

搭上手扶梯，大嬸終於可以喘口氣。只是她緊貼著士賢，讓他渾身不自在。

士賢往前踏上兩階，以保持和大嬸的安全間距。士賢實在不喜歡與人靠得太近，如果是自己站在後面，他一定會與前方的人保持兩格階梯的距離。但麻煩的是，後面的人總是會靠自己很近。

突然被問路，當然讓士賢很不自在。但是對於自己知道的事情，如果壓在心裡不告訴對方，也會渾身怪怪的。

「排這裡嗎？」大嬸問。

士賢點點頭。

兩人一起等著往南港展覽館方向的列車。他心裡正猶豫著，待會到底要不要帶著大嬸到後山埤下車，甚至帶她到她想要去的2號出口。

「同學，等一下到後山埤，你可以告訴我要下車嗎？」

士賢沒說話。他一直有個信念，如果人家問的事情他知道，那他一定要幫對方達到任務。

與人互動讓士賢渾身不自在，但如果有任何可以幫助人的機會，就算會感到焦慮，他還是會非常期待這樣的經驗。同學、朋友常常說，亞斯少年士賢「喜歡一個人」。聽到對方這麼說，他都很想解釋，其實自己也很希望可以跟別人互動，只是對方總是誤解他的意思。

車廂上，傳來廣播：「下一站，後山埤。」

大嬸對著沒在永春站下車的士賢笑了笑。「同學，謝謝！不好意思，阿姨不是不認識字，只是想說問你們高中生，會比較保險。」

車門關閉。大嬸下車了，亞斯少年又繼續坐到下一站，昆陽站。

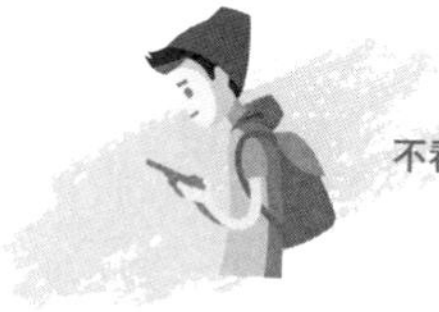

意中心理師說亞斯

亞斯伯格症對於人際互動的社會性線索，較無法順利辨識，容易誤解、扭曲他人所要傳達的訊息。

當他不知道你要幹麼的時候，只會更加地焦慮，心裡的小劇場也會一幕幕在心裡上演，而且大多是驚悚的內容。因而有時會讓旁人誤解他很冷漠。

然而，亞斯伯格症孩子大多是善良的。他不擅說謊，有話直說，且會精準告訴你訊息。所以，不用擔心孩子他會造假，或欺騙你。頂多保持沉默，不跟你說。

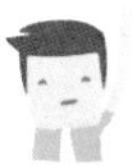

亞斯伯格症教養祕訣

別強迫眼神接觸

我們很容易規定亞斯伯格症孩子在和別人說話的時候，眼神要注意著對方，因為這樣才有禮貌，才符合社會的規範。

如果孩子本身能夠做到這樣的程度，當然最好。只是，亞斯伯格症孩子在面對社會性互動時，有實質上的困難。眼神的注視，常會讓他們因不知所措而焦慮。

和亞斯伯格症孩子互動時，我並不急著要求他和我說話時，眼睛要看著我。但是我會看著他，讓孩子慢慢感受到我的眼神並不會對他帶來威脅。

我不建議常常提醒亞斯伯格症孩子，和對方說話時，眼睛要看人。

當孩子的眼神無法正視你，請不要給予太多的數落、指責、批評。在這種情況下，很容易讓他對「眼神接觸」這件事更加敏感，甚至產生反感、排斥的反應。

有些亞斯伯格症孩子的注意力，會一直聚焦在對方的眼睛。然而，在實際與人互動的過程中，他可能只是顧著看對方的眼睛，沒有仔細去聽別人在說什麼，這反而會讓對方感到尷尬。

釐清孩子迴避眼神接觸的原因

當我們和一個人說話，而對方卻不看我們的時候，未必就表示對方不認同或瞧不起我們，也許是對方正在思考要說什麼話，或是他很緊張、不自在。

一個表情，可以有多種解釋。因此，我們可以引導亞斯伯格症孩子說清楚，和

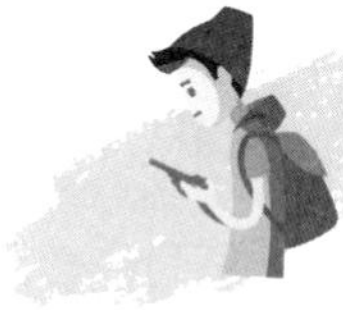

別人說話時眼睛不看對方，他真正想要傳達的意思是什麼？讓他清楚地把內在想法及當下的感受說出來，讓對方了解。例如：「我現在腦子裡有好多好亂的念頭」、「我現在很生氣，你不要再跟我說話，讓我冷靜一下。我現在必須要離開現場」等。讓他練習把自己的內在情緒與感受，很具體地說出來。有說，就有機會讓別人了解。

有時是說者無心，聽者有意，若能清楚地表達出自己的意思，就可以大大預防後續不必要的麻煩與衝突。

給予友善的凝視

就算孩子不看我們，但是我們依然可以看著他說話。不需要特別去提醒孩子「你的眼睛要看我」。

和亞斯伯格症孩子對話的過程中，我們可以很自然地專注在他的眼神，讓孩子慢慢了解，「眼神注視」其實沒有他想像的那麼可怕。

給孩子一點時間，等他自然而然地也聚焦在我們身上，就可以談論他感興趣的話題。你也可以製造一些停頓，話說到一半，突然停下來，讓他好奇與注意。你會發現，當他看到你正對著他微笑，他也會回以你微笑。

留意自己與亞斯伯格症孩子說話時，會不會總是不斷在問他問題？還是盡情地在和他分享事物？

這些孩子不喜歡被要求，特別是如果你的要求，正好是他相對弱勢的能力。這時，對他來說，你的出現、你的存在，都會讓他感到焦慮，自然會想逃避跟你的互動。

這些孩子不是不喜歡與人相處。比較貼切的說法是，他們因為不太熟悉你的情緒、反應和表情，而顯得一臉茫然，以至於表現出疏離、不近人情的樣子。

同理亞斯伯格症1：角色扮演

「我無法理解，為什麼要容忍他？他的成績比我們還好，他的外表有時還勝過我們。」

「他常常跟我們爭辯，自以為是。為什麼對這樣的同學，我們要有不同的對待？」

「好吧，你說智能障礙同學，畢竟他們不太會說話，他們不太容易理解，成績

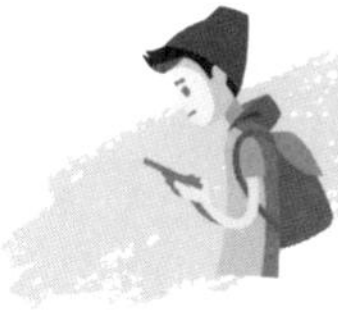

不是那麼好，可能也不太會玩。要我們去接納他們，調整自己的方式，那還說得過去。但是，這位同學不是如此，我無法被說服！」……

諸如此類的反應，常常出現在亞斯伯格症孩子的同學們口中。這也是一個班級裡，常有學生和亞斯伯格症孩子衝突不斷的原因。

「同理」二字很好說，但真的不好做。

那麼，該如何讓一般人了解亞斯伯格症呢？

有的學生會問老師：「我說的是中文，他怎麼可能聽不懂？」這時，老師可以學「小小兵」說些亂語。

除了「banana banana」之外，同學們可能都會聽得一頭霧水，滿臉困惑。接著再讓同學們了解，這種「無法完全理解他人在說什麼」的感覺，就像亞斯伯格症孩子在聽別人說話時，也會有的感受。

此外，也能讓班上學生試著扮演亞斯伯格症的孩子，看看他們會如何詮釋。在這過程中，學生也將漸漸能同理亞斯伯格症同學的難處。至於演得好不好，這就得看他們對於亞斯伯格症的特質了解多少。

同理亞斯伯格症2：換位思考

要亞斯伯格症孩子坐在兩個同學中間，他心裡的感受，可能就像高鐵座位被安排在三人座的中間位子一樣。那個座位既不靠窗，也不靠走道，讓人無法看向窗外或自由進出，感覺如坐針氈。甚至，眼睛只能直視前方或低頭，有如被押解，簡直就像被兩片厚實麵包夾擠的大亨堡熱狗，深感委屈。

有些人可能會受不了綠油精、白花油、萬金油，甚至是沙隆巴斯的味道。或者，熊用爪子抓樹所發出的「唰、唰、唰」聲音，有時也讓人聽了毛骨悚然。還有，不是每個人都喜歡被人靠近，不然，你也試試被一個滿身汗味的人靠近，肯定也會有人受不了……這些感官上的敏感，在亞斯伯格症孩子身上特別明顯。

另外，跟你約定好要見面的人，現在突然放你鴿子。相信這樣突如其來的爽約，很多人都會受不了。

以上這些看似抽象的感受，只要我們願意化身為另一個角色去理解，相信每個人都更能了解亞斯伯格症孩子的感受。

和亞斯伯格症孩子相處，讓我學習到一個道理。許多事情不能只是看外表，一個人的內在，是非常細微複雜的。

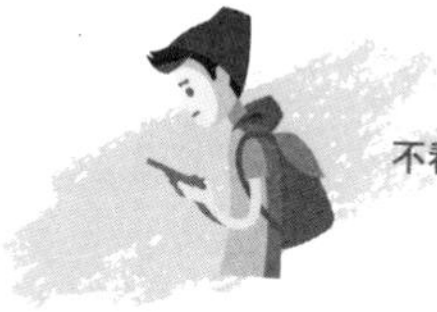

沒錯，亞斯伯格症不是護身符。當然，亞斯伯格症孩子也不能為所欲為，要學習如何與別人相處。只是，如果我們能夠主動開啟「同理」的體貼大門，就有相互認識的機會。

接納每個人的特質

把自己想像成另外一個人，進行角色互換，有助於接納每個人互異的特質。

例如，**讓一般生想像自己是亞斯伯格症同學，再讓他說說，他期待別人如何看待自己；如何在校園學習中，分享需要協助的地方；是否希望周圍的人能夠理解自己，合理地對待自己等。**

聽聽這些同學怎麼說，除了可能存在的抱怨之外，是否還有其他比較細微、正面，比較符合當事人特質的一些看法。我們需要的，不單純是批評、抱怨，而是希望藉由細膩的了解，達到彼此尊重的目的，並產生良性的互動。

至於亞斯伯格症孩子，則要聽聽看，他是否對自我的特質有所了解，是否接納自己所具備的特質，以及接納亞斯伯格這個身分。

亞斯伯格症如同其他的障礙類型，都不應該是一種負面標籤。我們應該讓亞斯

不讓你孤單

周圍的人了解，每一個人都存在著一些異質性，「我們有點像，但是我們又不一樣。」尊重每一個人的異質性，也讓每一個孩子學習看見人與人之間相處的良善。

聽聽看，在孩子的腦海裡，「亞斯伯格症」到底代表的是什麼樣的意思？同時，也讓他思考自己在校園生活中，可能產生如何的影響。

當然，角色互換的練習也不僅侷限在班上的小朋友或家中的手足。班上老師與家中父母也應該試著同步進行「自我陳述」，來反映我們對這群孩子的了解狀態。

這個練習，不外乎是要讓大家仔細想想：「亞斯確實和我不一樣。但，又有誰和我一樣？」

不一樣，又如何？人和人之間，也就是因為存在著這些差異，而讓我們的世界變得更加繽紛。

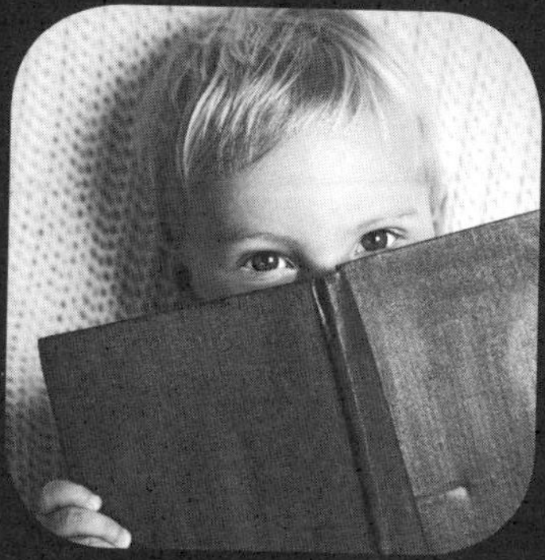

第二章

提升彈性想法與行為模式

遊戲規則，亞斯說了算？

——輪流制定規則，遊戲好好玩

「你不要再浪費時間了，就九加一就對了。」

「不行，遊戲規則就是要從一數到十才可以。」

「不要理他，下課只有十分鐘，如果按照他這樣數，我們就都不用玩了。更何況，他每次都數那麼慢，浪費時間。」

「因為我要數得很清楚啊。」

「愛玩不玩，隨你。走，我們開始吧。」

說完，同學們一哄而散，只留下阿奇在現場，大聲喊著：「停！停！你們沒有

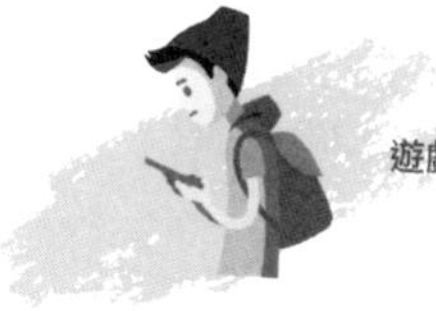

按照遊戲規則，鬼沒有從一數到十。」

遠處卻傳來一陣又一陣的「九加一」，同學們玩得不亦樂乎。

阿奇氣得大聲咆哮：「停！」

這時，他突然往前衝了過去，朝阿亮的背用力推了一把，差點讓他跌倒。

「你在幹麼！」阿亮說。

「你沒有遵守遊戲規則，不能這樣玩。」阿奇說。

「你有完沒完啊！」阿亮也用力推著阿奇的肩膀。

阿奇二話不說，朝阿亮的手腕咬了下去。

「啊！」阿亮痛得大聲尖叫了一聲。其他同學死命地想拉開阿奇，他卻愈咬愈用力。

阿亮大聲哭了起來，眼淚直流。尖銳又淒厲的哭喊聲，響徹教室長廊，也傳到老師的耳朵裡。

「你們在幹麼？誰叫你們在走廊跑來跑去？阿奇，請你現在馬上鬆開。」

阿亮哭得愈來愈大聲。阿奇有些累了，這才鬆脫嘴巴，離開阿亮的手腕。

「是他沒有遵守遊戲規則，我已經告訴大家要從一數到十，但是他們就只是一直說九加一。」

「我們已經跟他說時間有限，更何況九加一，大家都知道意思，就只有他不懂。」

「不想玩就算了，為什麼要讓他加入？」

「我們本來就不想跟阿奇玩。」

你一言我一語，大家爭著向老師告狀。被咬的阿亮還撫著手腕，因為疼痛，哭得更慘。現場一團混亂。

意中心理師說亞斯

亞斯伯格症孩子總是堅定認為自己的想法是正確的，甚至是唯一的標準，大家都應該按照他的方式來進行。但這往往很難讓其他人信服與接受。「誰理你！」這是最常見的反應。

亞斯伯格症孩子有時對於別人的一些說法，也會直接採取回擊的方式。他們就事論事，不留情面，因而容易讓對方感到反彈，甚至彼此產生敵意。也會讓人覺得亞斯伯格症孩子的說法具有威脅性，不是很友善。這些情況，往往會造成亞斯伯格

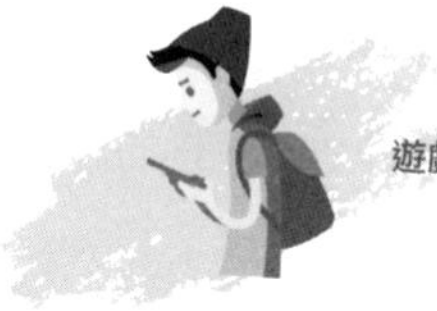

症孩子在團體裡面被討厭、被排擠。

亞斯伯格症教養祕訣

分析亞斯的獨特玩法

「玩」，就像一面鏡子，反映著孩子當下認知、行為、情緒及人際等發展進入到什麼階段。同樣，「玩」也像一條線，維繫著孩子與同儕之間的關係。

以下整理亞斯伯格症孩子經常出現的遊戲模式：

- 「為什麼他不會玩？」這是一般孩子與亞斯伯格症孩子互動時，常會發出的疑問。亞斯伯格症孩子會以似懂非懂的方式去玩，或扭曲、誤解遊戲規則。面對這樣的狀況，使力的重點在於，讓亞斯伯格症孩子發展出一些基本的玩法與遊戲能力。
- 採制式的玩法，對規則有所執著，缺乏變通的彈性。這一點，也展現了亞斯伯格症孩子的刻板、固著、侷限與重複活動的特徵。

- 人我界線模糊。察言觀色與同理心薄弱。
- 對身體距離很敏感，不喜歡他人太接近或碰觸他。習慣與他人保持疏離。
- 傾向「下指導棋」，唯我獨尊，別人得按照他的方式去玩。這也是他與同儕間發生衝突的常見原因。
- 對於新玩法、新事物傾向迴避。「新」會給他帶來陌生感與不確定感。
- 傾向於逃避競賽式的玩法，有非贏不可的執著。

避免先入為主的刻板印象

試著不要先入為主，總是第一時間就認定亞斯伯格症孩子的說法就是不對。有時，我們太容易陷入框架，被既定規定或前人的想法所框住，而沒有新的想法出現。**亞斯伯格症孩子提出的概念，有時也是在提供我們另外一種看待事情的方式。**

輪流當「遊戲規則設定者」

亞斯伯格症孩子常常有一套自己定義的規則，卻無法說服周遭的人。他們本身

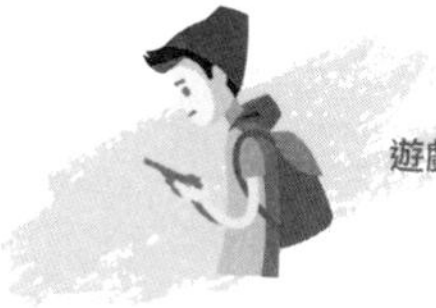

有自己解釋事情的方式，卻容易讓對方摸不著頭緒。甚至會讓人覺得他是在瞎扯，或是認為他太過於執著自以為是的規定，還會強迫他人按照他的方式去做。

老師可以先透過表單，清楚設定出一個規則：每個人都有一次自創遊戲規則的機會，而其他人都要接受遊戲設定者提出的概念。白紙黑字，清清楚楚地寫下來，設定好哪個孩子在哪一時段、哪一場次，是遊戲規則的制定者。

當然，孩子依然可以依遊戲原有的規則來進行，不需強迫每個人都要重新設定出新的遊戲規則。

漸進式接受

和孩子互動，我們可以採取漸進接受的方式。例如，五次的活動中，允許孩子有三次按照他的方式來進行，另外兩次則要按照遊戲本身的規定走。之後再視情況，慢慢減少他自訂規則的次數。

不過，如果大家願意接受亞斯伯格症孩子的玩法，也可以順利玩起來，這當然也是好事。畢竟遊戲是以好玩、有趣，能夠進行為優先考量。

是惡霸，還是誤解？

有些孩子，一開始可以按照遊戲規則來進行，但是當他發現自己輸了遊戲，就會比較惡霸地要求大家要遵守他的新規則。這種情形，比較不會解讀是孩子「誤解」遊戲規則。而是這個孩子知道如果要贏，自己就要懂得變通，知道怎麼修改規則來對自己有利。

至於亞斯伯格症孩子，則是對於一般所設定的遊戲規則會有所誤解，而採取自己所認定的方式進行。因此，他通常是一開始就不了解活動的規則。

訓練說服力

不必擔心亞斯伯格症孩子設立的新遊戲方法。我們可以讓孩子練習敘述該項遊戲如何進行，以及過程中的注意事項。只要孩子能夠說服對方，這將是一項很大的突破。

說服，並非要他和對方爭辯，也不是吵架。以下列出能訓練亞斯伯格症孩子說服力的訓練：

- 引導孩子慢慢調整說話的速度。讓他視不同的情況，來決定說話的快慢。例如，發現其他同學願意聽他說明時，他可以慢慢陳述自己的想法，讓對方有機會聆聽自己詳細的意見。
- 在慢慢說的過程中，適時地展露出微笑；該停頓的時候停頓，眼神注視著對方，微笑。
- 讓對方有機會對他的說法表示出贊同。以不疾不徐的方式，如行雲流水般地陳述，提出他完整的觀點。
- 避免讓亞斯伯格症孩子拉快自己的說話速度。當說話速度一快，情緒容易浮躁，思緒也容易顯得混亂，對方也會感受到他處在緊張的狀態。
- 給對方時間，不急著馬上要求對方立刻給答案。讓對方有時間能從容思考，這也能展現他對於整件事情的掌握度。
- 練習以具體詳列、正向表述的方式說服對方。讓對方了解，選擇這麼做，對他們有何幫助。就像在同儕之間，讓對方知道這樣做，好玩在哪裡。
- 尊重對方的想法，例如：「我這裡有一個想法，聽聽看你們的意見。」
- 必要時，把自己的觀點寫在紙上。透過具體條列、白紙黑字的方式呈現給對方。這麼做也能幫助他穩定心情，不至於在溝通時亂了陣腳。

以說服取代強迫式要求

讓孩子練習說服對方，而不是強迫對方一定要按照他提出的方法來進行。

其實，大人也常常希望孩子按照自己的規定做事情，這立場和亞斯伯格症孩子要求別人得依照他的規矩做事很類似。差別只在於，大人可以搬出一堆道理，但亞斯伯格症孩子則往往說不出個所以然。

大人總是有許多的理由，縱使這些理由，孩子不盡然接受。但是一切都是大人說了算。「你一定要相信我，我是為你好。」這句在電影《血觀音》裡的經典對白，也常常出現在現實的親子互動之中。關於這點，大人也應以身作則。

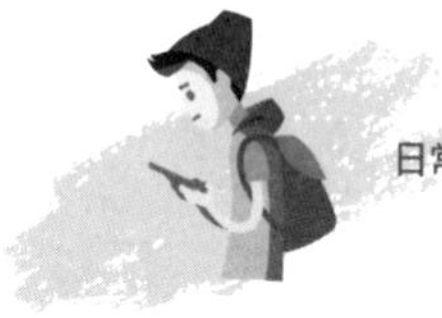

日常裡，無法變通的亞斯

——鬆動固著想法，增加彈性

車頭朝外

小況對於白紙黑字的規定相當執著。

今天爸爸開車到大賣場，好不容易找到一個停車位。這個車位不好倒車，索性就讓車頭朝內。

但是，小況看到停車場牆壁上的公告：「停車時，車頭請朝外。」於是要求爸爸要讓車頭朝外。

雖然爸爸很明確地告訴他，這車位不容易倒車，所以暫時先讓車頭朝內，小況卻不接受。因為他很清楚地看見牆壁上的告示牌，要大家將車頭朝外停放。他非常執著於這一點，認為爸爸沒有遵守大賣場的停車規定。

爸爸耐住性子，好聲好氣地說：「雖然我們車頭朝內，但是車子還是停在停車格裡，並不會造成別人的困擾。」

小況卻仍像壞掉的ＣＤ，不斷重複著：「車頭朝外！車頭朝外！車頭朝外！」

爸爸漸漸被激怒了。「我不是說了嗎？這個車位不好停車，你怎麼這麼囉嗦！不然你來停！」

「不行，我未成年，我沒有駕照。車頭朝外！車頭朝外！」

爸爸發現，如果自己不按照小況說的去做，這孩子就會繼續坐在車子裡面，不願意下車。

閃紅燈

「不能闖紅燈，不能闖紅燈，不能闖紅燈……」

自從小妘接受了老師傳達給她的訊息：「不能闖紅燈」，這五個字就烙印在她

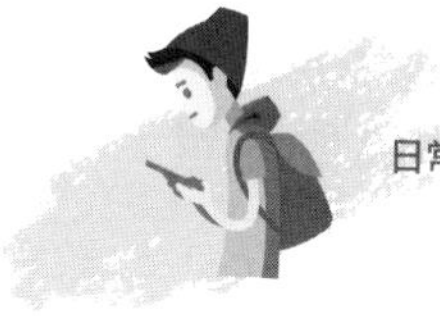

的腦海。

有天，媽媽帶著小妘上學。小妘看到校門口不斷閃爍的紅燈，停下腳步，告訴媽媽：「媽媽，不能闖紅燈。老師說不能闖紅燈。」接著靜靜站在路邊等著。

這讓媽媽不知如何是好。因為，閃紅燈是永遠不會變成綠燈的。

媽媽準備帶著孩子強行通過，但小妘激烈反彈。這已經牴觸了她「不能闖紅燈」的固著概念。

媽媽也想過，把小妘的眼睛蒙住再通過，總行吧？

但是，亞斯伯格症孩子非常忌諱被人碰觸。更何況是眼睛被蒙住？

媽媽甚至考慮過要騙她燈壞掉了，又怕小妘會打破砂鍋問到底，說：「你說燈壞了，是哪裡壞？如果壞掉了，那就打電話請人家來修啊！」

難道要繞著學校外圍走一大圈嗎？這也不對。因為最後還是會走到這個閃紅燈底下……

看著不停閃爍的紅燈，媽媽心裡愈來愈焦急。

意中心理師說亞斯

每個亞斯伯格症孩子執著的事物不盡相同。但有個共通點，就是執著的點和執著的強度總是讓人難以想像。

亞斯伯格症孩子看待事物的角度是很純粹的。他們不諳人情世故，不會有太多複雜、模糊的想法，也不存在現實社會中所謂的「潛規則」。因此，我們也可以說亞斯伯格症孩子是一群很純真的孩子。

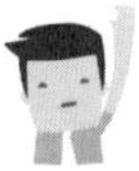

亞斯伯格症教養祕訣

嘗試良性溝通

「明明已經很清楚告訴他不得不這麼做的原因了，為什麼孩子還是這麼堅持？」

遇到類似文章開頭故事的情況時，很多家長都會覺得孩子是在無理取鬧。但

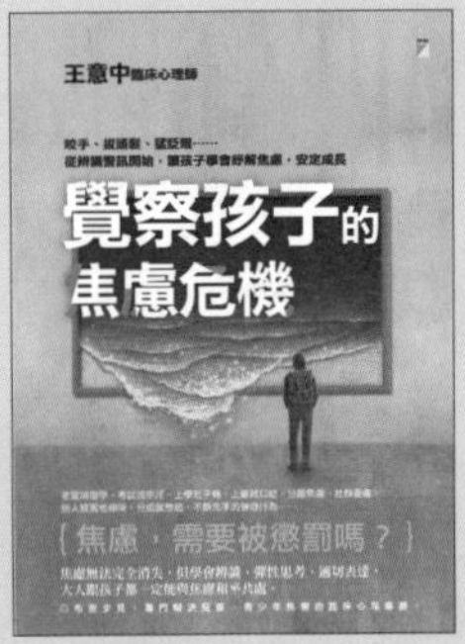

定價320元

覺察孩子的焦慮危機——咬手、拔頭髮、猛眨眼……

從辨識警訊開始，讓孩子學會紓解焦慮，安定成長

市面少見，專門解決兒童、
青少年焦慮的臨床心理專書。

化解孩子的「對立反抗」

★博客來親子教養類年度暢銷書

對立反抗孩子心裡，
其實是一道又一道傷痕。

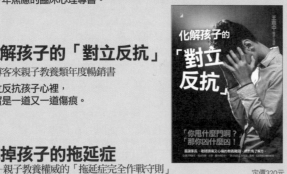

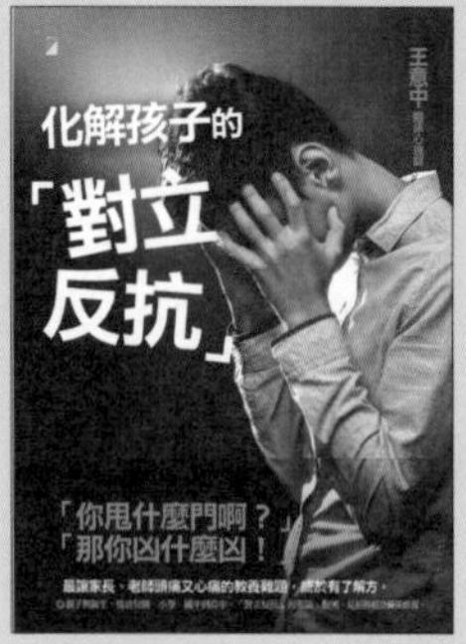

定價320元

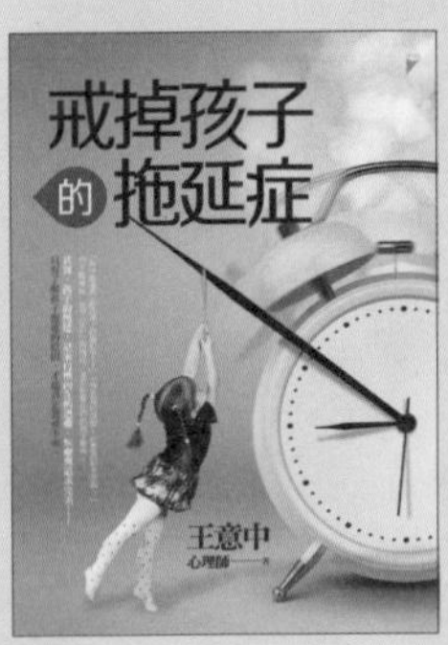

定價300元

戒掉孩子的拖延症

——親子教養權威的「拖延症完全作戰守則」

孩子的拖延，是來自他內在的恐懼、
焦慮與追求完美……

你被孩子3C勒索嗎？

——把握黃金處理時機，拉孩子一把

守護孩子不受網路成癮毒害，
我們的堅定、合理、耐心、
規律與理解是關鍵。

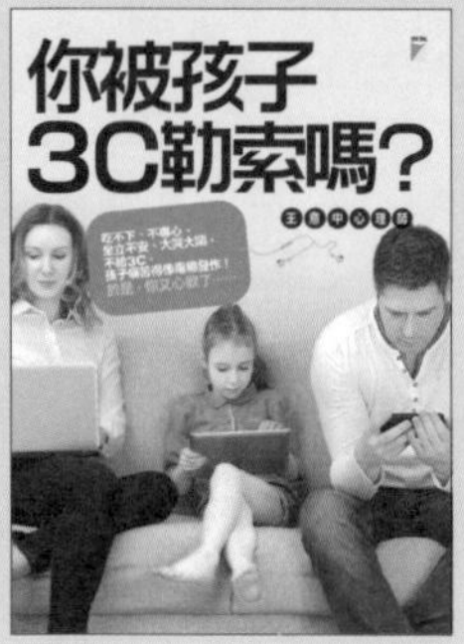

定價320元

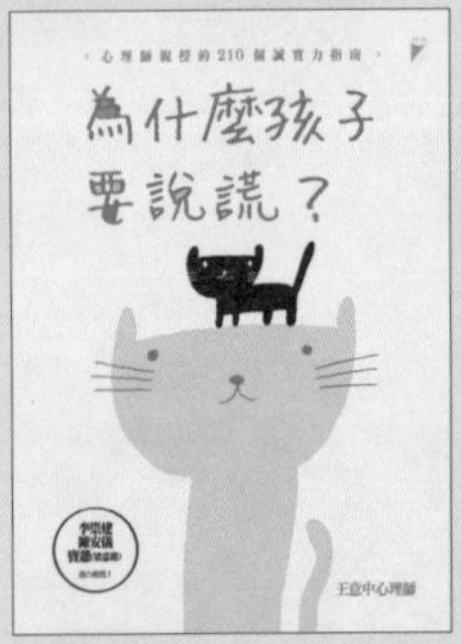

定價320元

為什麼孩子要說謊？

——心理師親授的210個誠實力指南

溫柔地解開親子糾結，
從「心」找回愛與信賴的無可替代。

孩子不專心，媽媽怎麼辦？

——有效解決孩子分心的疑難雜症

不想再碎碎念了？
想要有效解決孩子的不專心，
我們只需要抓對重點。

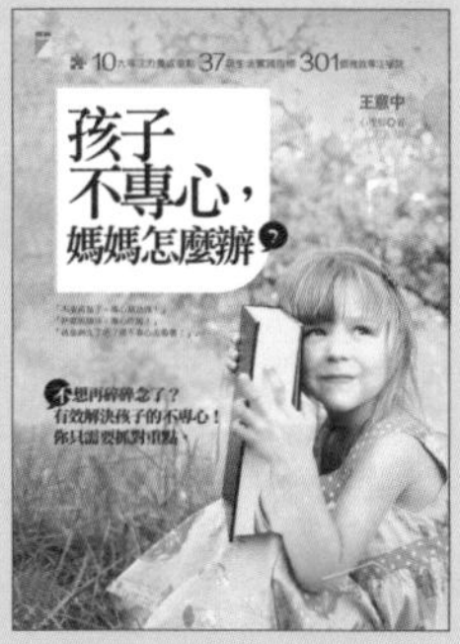

定價320元

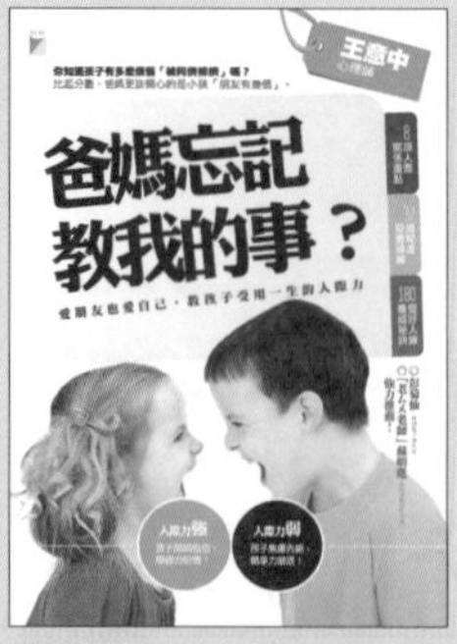

定價320元

爸媽忘記教我的事？

——愛朋友也愛自己，教孩子受用一生的人際力

「人際力」是察覺危機、保護自我的重要基礎，
更是靈活思考、解決問題的終極智慧。

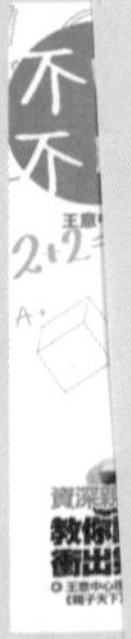

不吼不叫，激發孩子內在學習力

——學習不是角力賽，而是一場「心理戰」

好成績不是罵出來的，學不會也不等於不認
真。理解、引導和欣賞，才能激勵孩子主動
出擊。

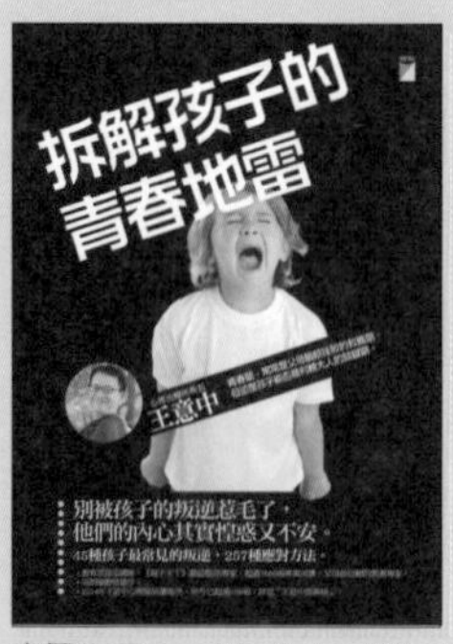

定價320元

拆解孩子的青春地雷

——孩子只是想證明自己長大了

別被孩子的叛逆惹毛了，
他們的內心其實惶惑又不安。

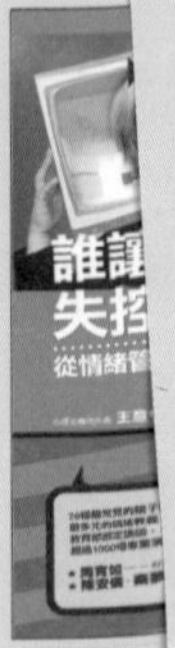

誰讓孩子變成失控小惡魔？

——從情緒管理開始，教出講理好孩子

我們渴望孩子正面思考，
卻忘了教他們處理負面情緒。

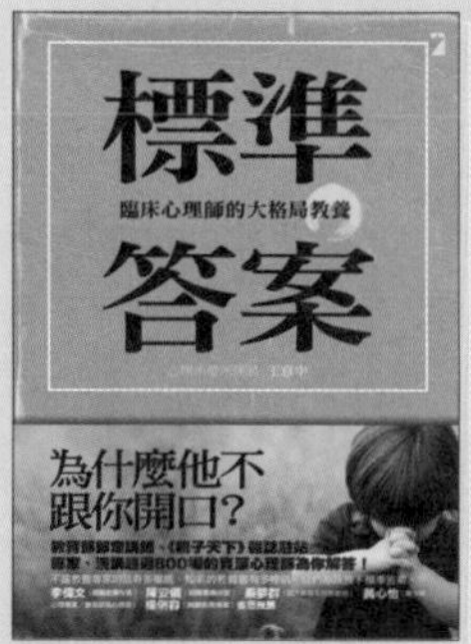

定價300元

標準答案

——臨床心理師的大格局教養

我們有多渴求教養的標準答案，
就把孩子推得有多遠

孩子不敢說的40個成長困惑

——需要父母傾聽、同理、協助與陪伴

孩子每一句惹惱我們的話，都是問題的開端。

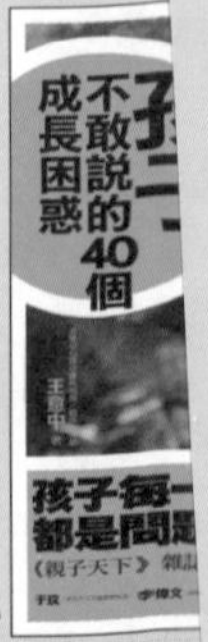

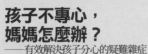

是，仔細想想，孩子會這麼要求，其實也沒有錯，畢竟公告確實是這麼寫的。

我們可以進一步問他：「車頭朝外的理由是什麼？」

或許他只回答得出，因為牆壁上的公告這樣寫。這表示他並不清楚「車頭朝外」的用意，是為了避免車主在倒車時發生擦撞。

發生故事裡的情節，而不得不將車頭朝內時，可以試著讓孩子知道，待會要離開時，我們會很小心地注意後方是否有來車。也告訴他，如果有機會找到適當的停車位，我們一定會按照公告所說，將車頭朝向外面。

如果孩子仍然卡在「車頭朝外」這件事上，我們也真的無法調整停車方式，可以給出兩個選項：一是他妥協車頭朝內，去逛大賣場；二是重新找第二個車位，找到再逛大賣場。讓他二選一。

誰對誰錯，不是重點。重點是，如何在生活中，找到彼此都能接受的交集。

切忌欺騙！

請提醒自己，無論如何都不要欺騙孩子。當孩子發現我們欺騙了他，未來他對於我們所說的話都會抱持不信任的態度，這是極大的代價。在你身上貼了拒絕往來戶的標籤。在孩子的心目中，你成了一位會說謊的媽媽，無法被信任的媽媽，你說的話都沒有人要相信。

跳脫既有的想法

接納孩子的想法，同時提供另一種看法，幫助他從原來的想法跳脫出來。例如：「對，老師說得對，我們不能闖紅燈。但是，你看這個燈一直在閃，所以它是什麼？閃紅燈。紅燈，兩個字。閃紅燈，三個字。它們是不同的，所以，我們走過去吧！」說完就和孩子一同往前走，問題迎刃而解。

以孩子的眼光看事物

換位思考，試著以亞斯伯格症孩子的眼光來看待事物。站在孩子的立場去想、去感受。敞開我們的心胸，接納孩子所存在的特質及行為模式。先不要預設立場，我們和孩子之間就會比較容易建立彼此互相了解的關係。

多聆聽亞斯伯格症孩子他怎麼去解釋。我們對於這個世界的看法其實是相當有限的，也很容易用自己的想法、立場，來批判別人與我們之間的差異。

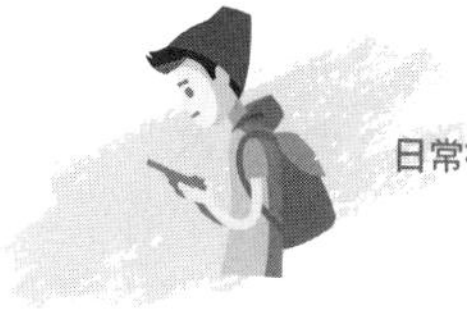

事實上，有些事情的解讀，會隨著每個人的經驗、感受，及所具備的知識背景、敏感觸角等的不同，而有截然不同的詮釋方式。而這世界吸引人的美妙之處也是在這裡。

固著想法的變通

亞斯伯格症孩子在看待生活周遭事物時，有他自己獨特的一套解釋方式。

當孩子的想法和平時我們所熟悉的內容有所差別的時候，建議家長及老師們，先不要給予太多的評判，或急於說教。

讓亞斯伯格症孩子在思考一件事情時，可以產生許多種的解釋。練習這麼做的好處是，能避免讓他陷入僵化的思考，鑽進死胡同。

面對亞斯伯格症孩子的固著思考，我們並不需要去打破它，因為當我們刻意要打破他的想法，孩子很容易產生防衛及抗拒的心理。

我們可以為孩子提供第二、三、四、五種以上看待事情的方式。讓他知道，他可以使用更多不同的方式來看待每件事。

讓孩子慢慢建立一種概念：一件事情可以有好幾種不同的解決模式。待這套模式建立之後，孩子的應變能力將有機會變得更加彈性。

刻意打破孩子的固著性

我經常會刻意去打破孩子正在進行的遊戲內容，中斷他的活動，以進一步來觀察孩子的情緒反應。

這對於鑑別亞斯伯格症是一種有效的判斷。因為這些孩子往往會因對遊戲內容的執著性，而難以接受其他人的破壞。亞斯伯格症孩子面對突如其來的被破壞，往往會陷入歇斯底里的狀態。

挑戰亞斯伯格症的固著性，目的在於讓孩子在面對情境轉變時，能變得更有彈性。執行過程中，可以採取漸進的方式，慢慢進行微調，並同步觀察孩子的情緒反應。不過，請避免手段太過於粗糙，以免引起孩子強烈的情緒反彈，進而對我們產生極端的排斥。

亞斯伯格症孩子需要彈性，這點毋庸置疑，但我們也必須要去製造些適當的情境，好讓孩子能逐漸接受事情的變化。

舉例來說，當孩子在堆疊積木的時候，他可能會習慣性地把積木疊成一個高塔。

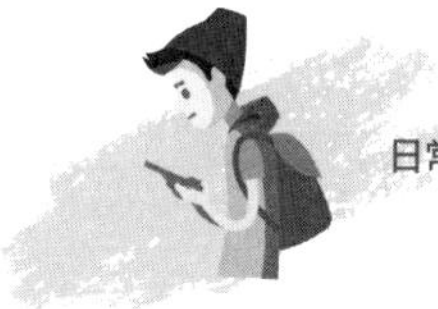

我們不需要去破壞他的高塔，而是在高塔的旁邊，再建構出其他的建築物。過程中，他可能會把你的建築物推倒、破壞，或者他會想辦法把他的高塔移到別的地方。

這時，我們可以再進一步慢慢地蓋起另一批建築物。但少安勿躁，讓孩子在這個過程中，慢慢去適應他原先建起的高塔旁邊，多了新的建築物。讓他慢慢發現，這個新建築物似乎也沒有為他帶來威脅性。

這樣的方式，也能讓孩子有機會看見、體驗，除了他原本所設定的模式之外，還有其他種疊積木的方法，以做為下次設計的參考。如果孩子因為他建起的高塔旁邊又增加了一些新的變化，而出現了強烈的情緒反彈，這時我們可以暫緩進行。等待下一次適當的時間，再進行介入。

面對亞斯伯格症的固著性，我們需要採取漸進式的鬆動。當你聚焦在孩子的固著性，且徹底地執行「鬆動計畫」，細微地觀察孩子的反應，再做適度改變，相信將可軟化亞斯伯格症孩子的固著性。

在考卷、作業裡卡關的亞斯

——適時解答，跳脫關卡

「每一排最後一位同學，開始往前把考卷收過來。」

吳老師話一說完，眼神從左至右將全班掃過一遍，視線在阿文身上停頓了幾秒。阿文正搔弄著後腦勺，皺著眉，兩眼緊盯考卷，不知該如何下筆。

「老師，為什麼阿文還在寫？時間已經超出這麼多，為什麼還不收他的考卷？」同學壓抑了很久的不解與不滿，這回終於在課堂上爆發了。

吳老師一直在擔心這天到來，遲早會有同學問起的，果不其然，現在問題就橫在眼前，他卻一時不知道該如何回應。

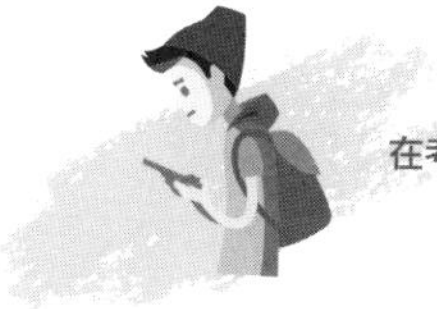

上一回，最後一位同學往前收了阿文的考卷，結果阿文歇斯底里地狂叫，還狠狠咬了同學的手腕。後來其他同學也學乖了，每次收作業、考卷，就會跳過阿文。有過這些前例，現在同學們都不敢貿然去收阿文的考卷。甚至有同學私下抱怨：「為什麼老師不自己下來收考卷？」

「咳咳。」吳老師清了清喉嚨，掩飾自己的不知所措。

「該跟學生們說阿文有亞斯伯格症的問題嗎？」老師想。

班上同學從學期一開始就不停對阿文的怪異竊竊私語，但終究只是個潛在問題，沒有浮上檯面。

現在，如果沒有事先和家長溝通好，就直接告訴其他同學阿文的狀況，先不要說過不了家長這一關，怎麼處理阿文可能的情緒反彈都是個大問題。

「什麼特殊教育學生的權益？那些特教老師每次都講得這麼冠冕堂皇，要我怎麼去說服班上其他學生？」吳老師心裡也有所不滿。

吳老師心想，連他自己都很難被說服了，到底怎麼跟班上學生說明，阿文需要有這些差別待遇。「更何況，從外表看，一點也看不出來阿文到底有什麼問題……」

意中心理師說亞斯

每個亞斯伯格症孩子的固著情況，不盡相同。有的孩子在寫評量、考卷、作業時，需要一題一題按照順序寫下來。如果在某一題卡關了，他就會處在焦慮不安的狀態。

鐘聲響起，考試時間結束，不管你有沒有寫完都要收考卷，這是最基本的考場規則。

然而，在沒有經過亞斯伯格症孩子同意的情況下，貿然把他的考卷收走，無疑是踩到他的「大地雷」。不管是誰，都將面臨一場情緒的大爆發。

孩子會有怎樣的反應，因人而異。唯一可以確定的是，他一定會有反應。

有時，你會想到他身旁，告訴他：「這題不會寫就先跳過去。」但孩子也有可能會誤解你的意思，誇張一點的，還真的可能會起身「跳過去」。

別忘了，亞斯伯格症孩子很容易從字面上去解讀他人的話語。

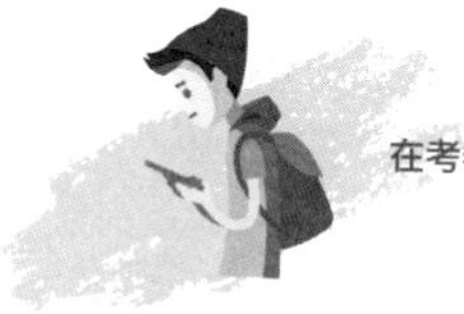

亞斯伯格症教養祕訣

事先了解孩子的特質

當然，如果眼前的孩子具備了特殊教育學生的身分，例如孩子取得自閉症學生的特教資格（亞斯伯格症涵蓋在這類別中）。那麼科任老師就可以在學期一開始時，試著了解孩子的身心特質。再進一步思考如何與這些孩子相處，及面對這些孩子的班級經營注意事項等。

切忌威嚇式教養！

多數人都會期待他人能以溫柔的方式和自己說話，這樣的概念套用在亞斯伯格症孩子身上，也是一樣的道理。當亞斯伯格症孩子對一個人產生惡劣的印象，那麼無論對方後續如何修正、解釋、道歉、澄清，都需要花費更多倍的時間與心力來挽回，且雙方都可能傷痕累累。

有些老師可能會認為不管是第一次或第N次見面，如果孩子行為有問題，就應該當面處理。甚至會在初次見面時「下馬威」，認為這樣更能達到威嚇的作用。然而，我必須再次強調，這種方式只會造成你和亞斯伯格症孩子的關係更加惡劣。

威嚇的方式，絕對不適合套用在亞斯伯格症孩子身上。

威嚇是處理孩子的眾多方法之一，但絕對不是一體適用。特別是面對不同類型的身心障礙孩子，更必須謹慎使用。

協助解套，跳脫卡關

像文章開頭這樣的故事，當亞斯伯格症孩子在寫考卷時卡關，最快的解決方式，就是直接告訴他那一題的答案。

看到這裡，一定有很多人會瞪大眼睛反對：「怎麼可以這麼做？老師怎麼可以帶頭作弊？」

然而，與其說是作弊，不如說，這是在滿足孩子的需求。

面對有肢體障礙的孩子時，我們會依他們的需求，提供輪椅、斜坡、站立架或擺位椅等協助。當亞斯伯格症孩子在寫考卷時卡關，他們的需求即是能讓他們不再執著的彈性，而這需要藉由他人的協助。告訴他們答案後，該題可以不算分，這樣就不算作弊了。

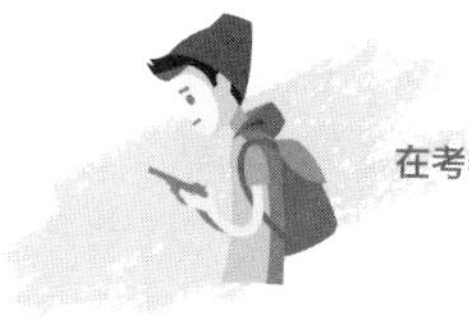

根據特殊教育法第19條：

「特殊教育之課程、教材、教法及評量方式，應保持彈性，適合特殊教育學生身心特性及需求；其辦法，由中央主管機關定之。」

從這個法條來看，孩子的評量、考試、分數計算是非常有彈性的。不過，這個不算分的規則，請不要告訴孩子。因為他可能會情緒激動地說：「我有寫，為什麼這題分數不算分？」而若跟他說，因為答案是你告訴他的，他可能又會激動地說：「我又沒有要你告訴我答案！」

無法接受計畫改變的亞斯
——給予選項，減緩焦慮

「聽說你班上的亞斯，上禮拜六又大發脾氣啊？」劉老師說。

「這件事情你也知道？教育圈果然很小啊！」林老師的話語中，有滿滿無奈。

「唉，你也知道，亞斯伯格症孩子對於非預期性、臨時性的補課，總是很抗拒……」

林老師開始說起事發經過。

聽小宏的媽媽說，當天一早小宏就不願意出門，口中一直嚷嚷：「禮拜六是休息的日子，不是上學的日子，為什麼要補課？本來上課就是星期一到星期五，禮拜

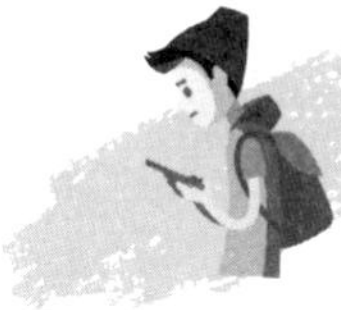

六是休息日。為什麼我今天要去上課？」

不管他媽媽怎麼苦口婆心，跟小宏解釋補課是政府的規定，每所學校都要補課，他就是無法接受。

媽媽說：「如果你不想去上課，那我們今天就請假吧？」

結果，那孩子竟然激動咆哮：「我為什麼要請假？本來該上課就要去上課，為什麼要叫我請假？如果請假，課沒有上到，我怎麼知道人家上了什麼課？之後怎麼考試？」

小宏媽媽說：「那你就去上課啊！」

小宏卻又說：「可是今天是禮拜六，為什麼要上課？」

兩人就這樣掉入沒完沒了的迴圈。

「每回跟亞斯對話，真的是挺燒腦的。絞盡了腦汁，真是累人啊！」林老師心有戚戚焉地說。

「我很好奇，那他最後怎麼願意到學校來？」劉老師問。

「他媽媽跟他談了很多條件，像是中午放學回家讓他玩兩個小時手機。只不過條件歸條件，他到了學校還是一直碎碎念。」林老師語氣中略顯不耐。「星期六上課時，我只是要他安靜，不要講話。他就又站起來，重複說著：『今天是禮拜六，本來就是休息的時間，哪有人禮拜六要上課？』」

「同學都覺得好吵，但他們一抱怨，小宏的脾氣又上來了……」林老師繼續補充，「唉，我就像被兩軍飛彈不斷交叉發射、攻擊似的，頭痛死了。」

劉老師也無奈地笑了。「真不知道該如何安慰你。或許哪天我的班上，也來了一個亞斯伯格症孩子，到時候可能還得請教請教你的實戰經驗了。」

意中心理師說亞斯

對多數人來說，原本安排好的事情，並不是那麼喜歡突然間被改變。畢竟心理上需要調適，在後續的時間調整與安排上，也會造成困擾。

這一點，亞斯伯格症孩子尤其堅持。

對亞斯伯格症孩子而言，任何無預警的改變，或者會讓他無法面對、無法控制的情境，都很容易讓他們處在焦慮的狀態。

事情能夠控制，焦慮的反應自然就會降低。然而，在日常生活當中，每件事情自然都有其不確定性。因此，「如何面對變動」這件事，是亞斯伯格症孩子在成長過程中，不得不面對的壓力因應與調適的課題。

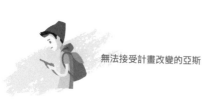

亞斯伯格症教養祕訣

拆解非預期性地雷

學校因彈性放假而產生臨時性補課，或有校慶、運動會等活動，需要調整上課時間……這些改變，都可能讓亞斯伯格症孩子一時無法適應。

這時，我們可以試著**幫孩子說出他的感受，再讓他二選一，多少能轉移他原本對於突如其來的改變而生的焦慮。**

例如：「上午突然要到活動中心聽演講，我想，你肯定會感到些許焦慮。畢竟你沒有事先想到會有這樣的安排。但是沒關係，你可以思考一下，看要十點鐘到活動中心，還是十點十五分再到活動中心。」

再次強調，並非這些孩子不能接受臨時決定的事情，而是當我們決定這麼做時，如果可以事先將孩子可能會有的狀態和反應納入考量，會更適切些。

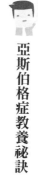

慢慢來，比較快

有些老師上課很隨興，這樣的學習對亞斯伯格症孩子來說，卻是一種困難。因為太隨興了，孩子無法掌握老師的節奏和老師所要表達的事情。

有些老師也會在心中有此疑慮：「為什麼要去迎合亞斯伯格症孩子？為什麼這些孩子不能配合大家？」「他未來還是要進入社會，要學習如何跟一般人相處，不是嗎？」

這些話乍看合理，但我們需要明白一件事：對於亞斯伯格症孩子來說，這些與生俱來的特質，也讓這群孩子在成長過程中，經歷許多挫折、壓力和痛苦。亞斯伯格症孩子當然也需學習如何改變，但如果我們願意先做改變，進行調整，會比較容易一些。

如果你是班上有亞斯伯格症孩子的老師，就讓我們慢慢地，一步一步地，給他們一些時間去調適，不要強迫他一定要和大家一樣。一開始改變的速度會慢些，但是愈到後面，速度將會加快。

當孩子有一些成功的經驗，接下來他在面對類似的環境、情境時，將會比較容易進入狀況。到後面，老師將可以依自己的節奏進行教學。當亞斯伯格症孩子進步到變得比較有彈性，這時老師在班級經營上的衝突與挑戰也就會相對減少。這是一

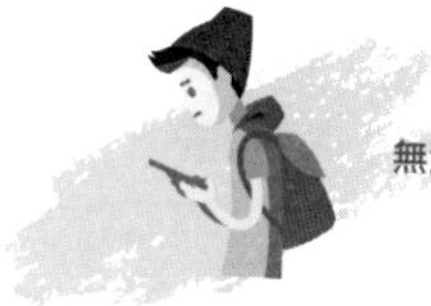

種雙贏的概念，同時也讓老師在教學上更能夠變通。

刻意改變

某次校園服務中，我本來已和亞斯伯格症孩子約定好，在某個星期二的第三、四節課，要到學校為他進行心理諮商服務。這件事情在幾週前告知了資源班老師，老師也按照慣例，讓孩子預先知道晤談時間。

到了當天，我臨時有要事得調整行程。我也在思考，不如藉此來訓練孩子面對突如其來的改變。我知道這突如其來的改變，會讓孩子因為沒有心理準備而措手不及。但從訓練的角度來看，這能讓孩子練習因應面對突發狀況的來臨。因此，雖然很臨時，我仍毅然決定告知資源班老師這件事。

結果，如同我的預期，資源班老師面有難色。老師的心情我理解，他肯定會擔心這樣臨時改變時間，會造成這孩子情緒不穩定。既然我決定做這樣的調整主動踩下亞斯伯格症孩子的地雷，我就要有能力拆解這個地雷，而不至於為難到老師。

為了讓老師放心與安心，這件事情就由我來負責和孩子進行溝通。特別是，我要能夠讓這孩子不會因為既定時間的改變，而產生情緒波動。

當孩子來了，我告訴他：「為了讓你可以清楚記得我們後面上課的時間，老師決定從現在開始，每個禮拜二的第三節，老師會連續來六次。你只要記住『二、三、六』這數字。所以，今天只要上一節課。」

當他聽到「今天只要上一節課」，也果然如我預期，焦慮了起來，口中直嚷著：「不行、不行、不行，我已經跟同學說好了，今天三、四節我要來上心理課。老師你不用管我的記憶，今天我們還是上兩節課！」

後來，為了轉移他的注意力，安撫他的情緒，我以進行他熟悉的活動來讓孩子心情趨於穩定。最後，孩子終於接受了「上課時間改變」這件事。

踩不踩雷，請慎選

我常常和學校老師說，如果處於「一對多」的狀態，得一個人面對班上二、三十個孩子時，我不建議他去踩亞斯兒的「地雷」。但是，若處於「一對一」，或「一對少」的情況，例如資源班老師、輔導老師、家長、治療師或心理師等，我會建議他試著去觸碰亞斯兒的地雷。

踩地雷的主要目的，在於讓孩子有改變的機會。

當我們有心讓孩子做出調整，就勢必會使他情緒有所波動。當然，既然踩了他的地雷，我們就要有能耐去解決後續引發的問題。

有一回，我又因為有要事，得在原本排定的行程上做點調整。本來想打通電話到學校輔導室，請老師告訴孩子，當天上午的心理諮商時間要改成其他日期。但是，幾經思考之後，我還是決定按照原定計畫到學校與孩子見面。當時的考量是，我人在校外，如果撥了那通電話，我可以預期這突如其來的改變，會使孩子產生多大的情緒波動，而這也將會為學校老師帶來困擾。

和亞斯伯格症孩子相處，我們也會發現一些滿有意思的事在改變。像是原本固定在某間教室晤談，突然需要換個空間，對我來說反而需要一點時間調適。而亞斯伯格症孩子卻比我自在，比我更快接受晤談空間的改變。

孩子的潛能，真的比我們預期的還寬廣。沒有什麼事情是無法改變的，至少我在這些孩子身上看見了這個道理。孩子的努力，也終將為他們自己帶來變化！

興趣刻板、侷限的亞斯
——干涉的尺度，如何拿捏？

「你這做媽媽的，未免也太緊張了。孩子喜歡蜥蜴有什麼不對嗎？那麼聰明，講話流利，反應那麼快的孩子老是被你說是怪。還擔心他有問題？看兒童精神科？如果被親戚、朋友、鄰居知道，不就被笑死了。」

面對婆婆的怨言，小錚媽媽心中頗有壓力。因為她知道，自己並不是第一個覺得孩子不對勁的人。

小錚除了想做什麼就做什麼，為所欲為之外，還有許多地方都一再被班上老師提出來抱怨。當然，他執著於蜥蜴這件事，最令人頭痛。

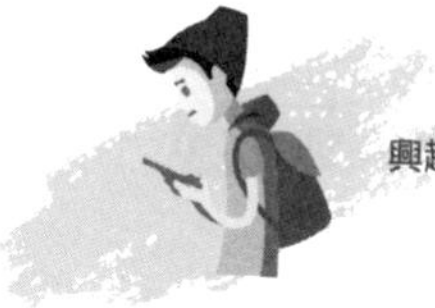

「每次叫他把數學習作拿出來寫，把抽屜的東西收一收，或是把國語學習單拿出來，他就會大聲地說：『你為什麼要命令我？我才不要聽你說什麼！』真不知道該怎麼辦才好。」美琪老師抱怨著。

「每天都追著我問，全世界總共有多少蜥蜴物種？哪一洲沒有蜥蜴？不然，就是逢人就介紹一堆物種，傑克森變色龍、小酷斯拉綠鬣蜥、豹紋壁虎、科摩多巨蜥，還有什麼蜥蜴的偽裝啊、斷尾求生啊、分泌毒液啊……」小錚對蜥蜴的熱愛，讓老師很吃不消。「我又不是閒閒沒事做，他自己上網查一下不就得了。重點是，我對蜥蜴一點興趣也沒有，聽了只會讓我全身起雞皮疙瘩！」

媽媽可以理解這種被窮追猛打的感受，因為她自己也常常深陷這樣的困擾。

有時跟小錚說：「不要再談蜥蜴的事，不要滿腦子都是蜥蜴。」婆婆又會跳出來哄他，「乖寶貝，乖孫子。來，奶奶聽你說，我們不要理你那沒耐心的媽媽！」

婆婆竭盡心思想討好孫子，買了好幾本蜥蜴圖鑑、百科，這些她都可以理解。但也因為這樣，孩子把她歸類為「不友善」的媽媽，總說「媽媽不是和我同一國的。她不愛蜥蜴，不是我的朋友！」讓媽媽感到很困擾。

因為這樣，當媽媽對小錚有所要求的時候，他會強烈抗拒，說：「你不是我朋友，我不愛聽你說話。我只聽奶奶的，因為奶奶愛蜥蜴。」這些話，可讓奶奶高興得不得了，卻苦了媽媽。

媽媽也發現，小錚在談論蜥蜴時，眼睛炯炯有神，但面對他人，小錚的眼神卻不太直接觸及。如果他面對的是一個陌生人，那還情有可原，但就連面對自己的媽媽，他都會迴避眼神，這就讓媽媽心裡很是糾結了。

意中心理師說亞斯

孩子想要去做自己喜歡的事情，這是非常自然的。重點是，孩子喜歡這件事情的強度，是否會妨礙他去接觸其他生活中的學習。太固著於特定事物，很明顯地將會妨礙到孩子對其他事物的注意力。

教養亞斯伯格症孩子的挑戰之一，就在於他們的執著。對於特定事物過度投入，往往讓大人感到非常頭痛。而過與不及，都會對孩子的成長有所妨礙。

亞斯太過度專注於在特定的事情上，會使他對於其他事物產生排他性，只要沒有辦法吸引孩子的興趣，他們就很容易拒絕去接觸。這一點，也讓許多父母和老師擔心，孩子會不會在學習事物時，因為狹隘的興趣，而產生學習成就上的低落問題。

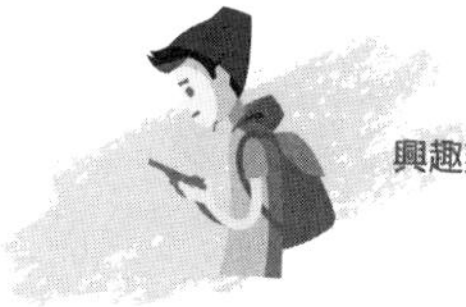

亞斯伯格症教養祕訣

興趣與熱情的燃燒

亞斯伯格症孩子對特定事物的專注與執著，反映出他們對該事物有著純粹的追求。這種興趣與熱情，往往勝過一般的孩子。有時，反而是我們該羨慕亞斯伯格症孩子，能夠如此執著於自己感興趣的事物，不用顧及別人的眼光和耳語，依然能陶醉其中。

然而，許多家長、老師對於孩子過度投入一件事情，心裡是相當地矛盾。矛盾之處在於，孩子對某件事情充滿熱烈情感固然迷人，卻也不免擔心，孩子會對其他事物產生排斥心情，拒絕接觸與了解。

在韓奈德（Ned Hayes）所寫的《樹上的時光》（*The Eagle Tree*，寶瓶文化出版）這本小說中，細膩地描繪了患有亞斯伯格症的主角對於樹木的執著與熱愛。書中的男孩馬奇，讓我心中不時浮現身旁亞斯伯格症孩子的身影。

這部小說讓我們有機會探究這群不擅溝通與表達的孩子，對事物的解釋、看法與感受，以及他們建立關係的方式。同時，也寫出在面對亞斯伯格症孩子的執著時，照顧者（特別是書裡的「媽媽」）的焦慮、矛盾、無奈，與不知所措。

干涉的尺度，如何拿捏？

當孩子只選擇做他想要做的事情，大人總會猶豫：到底要不要干涉孩子？還是任由他想要如何就如何？

可以預期，當我們不進行介入，孩子就會持續陷入他自己所設定的模式中。這時，我們要衡量的是，孩子所投入的事物，會不會產生「排他效應」。同時，也要考量周圍的人是否認為孩子存在怪異的行為，而使孩子在後續的人際互動上受到阻礙。

亞斯伯格症孩子總會自顧自的，在位子上做他自己喜歡的事情。家長和老師也常會因為孩子不願參與課堂內容而感到兩難。

我就曾遇過一個孩子，無論老師上什麼課，他都只想看自己帶去學校的《哈利波特》。這一點老師也無所謂，認為既然孩子不吵不鬧，就順水推舟，讓孩子做自己喜歡的事情，這樣也能維持原本的上課節奏，而不會被干擾或打斷。

但是，這位老師的處置方式，卻讓家長擔心孩子會因為沒有參與課堂內容，而

在課業表現上落後其他同學。最後，在無法溝通的情況下，家長只好讓孩子轉到另外一所學校。

當然，到了新的學校，孩子依然在課堂上讀著他的《哈利波特》。而這回，新老師的做法卻是另一種極端。他完全禁止孩子上課時做不相干的事，因而演變成師生之間衝突不斷。過猶不及，這樣的情況也讓家長不知道該如何是好。

關於這類案例，我建議，以表格的方式告訴孩子，哪幾節課是「哈利波特時間」，哪幾節課是一定要聽老師上課的時間，例如國文、數學、英文等。提醒孩子，「哈利波特時間」要閱讀《哈利波特》，但也別忘了，國文和其他堂課也要好好上課。當然，對於本篇開頭故事中，孩子對蜥蜴的狂熱，也能以此方法類推。

適時轉移注意力

每個亞斯伯格症孩子對於特定事物的喜好與專注，各有專屬的品味。他可能是對蜥蜴感興趣，也可能著迷於「數字」。

當孩子對數字過於著迷，那麼他很容易會在生活中，搜尋各種跟數字有關的線索。這樣的孩子，在觀看球類比賽時，看的可能不是球員的球技，也感受不到比賽的緊張和刺激，而是在注意分數的變化。或者，看其他電視節目時，他看的可能不是節目內容，而是電視上顯示的時間、購物臺中出現的專線號碼。

當孩子太執著在數字細節，例如不時強調「〇〇是五號，×××是八號」，這時，我們可以用這樣的方式來回應：

「〇〇很會踢球，他的腳勁和爆發力很強。×××是明星球員，他的灌籃、運球技術和回防能力，可是數一數二的。」

當孩子一再強調比數，我們則可以這樣回應：

「白隊太厲害了！看看他們的運球和默契，真是令人刮目相看。」

「A剛剛把那球傳給B，他的判斷力真是精準！」

像這樣，試著讓孩子將注意力從數字，轉移到其他事物上。

反過來說，如果想要讓孩子投入某件事情，他卻沒有太大興致，像是我們希望他可以看看某場球賽，他卻不想看時，則可以先把焦點擺在比賽的分數，或是球員身上的球衣數字。藉由他原本所喜歡的數字，來引導他對球賽的認知及接受程度。

身旁的家長、老師，需要敏感地覺察孩子在當下的情況，以決定要採取怎樣的應對模式。

當你發現孩子總是在特定的興趣上打轉，除了他本身太過專注、投入的可能

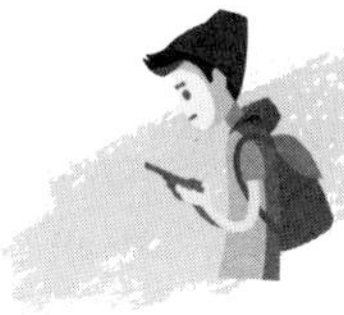

性，也可能反映一件事情：孩子不了解我們給他的指令，是在說什麼。這時，轉移他的注意力的最好方式，就是回到他所擅長的事物。

投其所好，拉近彼此距離

亞斯伯格症孩子可以和「相似頻道」的人對話。所謂頻道，是指對方感興趣的事物，也和亞斯伯格症孩子相同，讓他能在對話過程中感到自在。（其實，這就像我們也會在社群網站上，和興趣相仿的人談論火車鐵道、電影藝術、線上遊戲、戶外活動一樣。）

因此，建議大人們先接納孩子所感興趣的事物。

如果我們能了解孩子所專注投入的事物，對於彼此關係的建立將是很大的幫助。這能讓孩子感受到，我們願意了解他，而且我們和他之間是存在交集的，並且有共同的話題和興趣。這麼做，也有助於孩子未來主動跟我們進行對話、互動。

有時，家長會不知該如何與亞斯伯格症孩子對話，然而，當你毫無頭緒地看著孩子，他也會感染到你的焦慮，而跟著不知所措。因此，建議和孩子對話之前，先做點功課，了解一下孩子所關注的事物、喜歡聊的話題，有哪些擅長的事情等。這些事前準備，都有助於我們和他維持關係，也比較容易開啟互動模式。

舉例來說，如果孩子喜歡古典音樂，那麼和他對話之前，我們可以先為他播放古典音樂。你會發現，無論播放的是貝多芬、莫札特、海頓，還是巴哈、布拉姆斯，孩子的眼神都會突然變得炯炯有神。他可能會露出愉悅的笑容，眼神正視著你，因為他發現，原來你了解他，懂得他所喜好的事物。兩人的距離也就能因此更拉近些了。

孩子自說自話，如何回應？

學校老師常會困擾於亞斯伯格症孩子會自顧自的，不斷說著他所熱愛的事情，而不管對方是否有時間或意願聆聽。

如果時間允許，在孩子說話的過程中，建議全神貫注地看著他。在那個當下，**讓孩子有機會了解「眼神直視對方，不會對我帶來威脅」。同時，適度地對他微笑與點頭，為他示範如何與別人有良好的社會性互動。**

過程裡，也可以適度地提問，以進一步觀察孩子是否能夠順利回答你的問題。

如果時間不允許，那麼，我建議用明確的方式告訴孩子，你在什麼時間方便聽他說話。最好可以事先說好，或以白紙黑字寫下來。

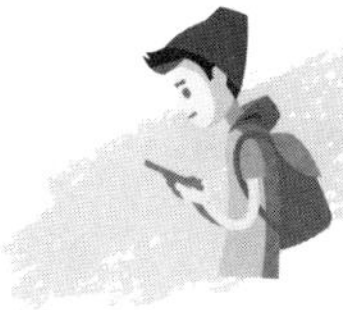

你可以強調自己現在正在忙哪件事情，所以無法聽他說話。例如：「我正在寫聯絡簿，如果你想找老師分享蜥蜴的事情，可以在放學時，媽媽來接你之前和老師說。」

如果孩子一直重複說著他所樂在其中的事情，建議清楚告訴他：「你跟老師說了好多蜥蜴的知識，但是內容太豐富了，老師需要一些時間沉澱和吸收，今天的分享就先到這裡吧。」

讓孩子的興趣成為他的優勢

我常將亞斯伯格症孩子的興趣，視為一項他所擅長的專業。現在，我們可以善用孩子已經具備的優點，來彌補他相對弱勢的能力，特別是溝通與社交。例如，如果孩子對於和蜥蜴有關的事情瞭若指掌，我們可以試著讓孩子以類似社群、社團的方式，去進行分享。

引導孩子練習把他所懂的專業，用淺顯易懂的方式，讓對方了解。同時，在表達的過程中，他也要事先了解「聽眾」的需求、知識背景，以及對方和他所要講的這件事情之間的關係。

讓孩子明確表達他所熟悉的事物，將有助於降低生活中，不確定性所為他帶來的焦慮，並穩定他的情緒。

我總是強調一件事情：亞斯伯格症孩子現在所關注的焦點，也許會在他日後學習、工作或生活中，成為一項優勢與能力。因此，我們不需要讓孩子放棄他所熟悉或專注的領域。

我們要做的，首先是接納孩子對一項事物的專注與喜愛。再藉由孩子的這分喜愛，去調整他的表達方式；為他建立原本相對弱勢的社交技巧，以及人際上的互動能力。讓孩子得以透過一次又一次的溝通互動，慢慢理解對方。

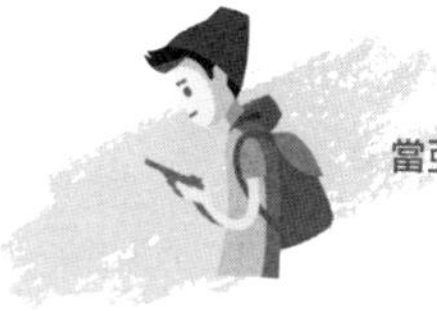

當亞斯成為課堂上的未爆彈

——預防無預警地雷，提升課堂節奏

「隨便坐」，怎麼坐?!

「各位同學，上課了。大家挑一個喜歡的位子，隨便坐。」

老師話一說完，同學們都各自選了位子坐下。只有阿彥還在門口踱步，口中喃喃著：

「隨便坐，隨便坐，隨便坐……我哪知道要坐哪裡？怎麼可以隨便坐？你講隨便坐，讓我不知所措，讓我無從選擇！」

看到全班只剩阿彥還站著，老師走過去催促他：「趕快坐，趕快坐。」老師這麼一說，阿彥更加慌張，聲音愈來愈急促，「趕快坐，趕快坐，趕快坐……幹麼一直催著我？你愈催，我愈著急！」

這下，老師火氣也上來了。他瞪著阿彥，加重講話語氣，警告他：「你再不坐下，就沒得坐！」

阿彥聽了非常激動，歇斯底里地嚷著：「沒得坐，沒得坐，沒得坐。我最痛恨人家威脅我！沒得坐，沒得坐，沒得坐。我才不想要站整節課，你是要讓我累死嗎？沒得坐，沒得坐，沒得坐……」同學們都在交頭接耳，低聲笑著。

老師很是惱怒，覺得阿彥這孩子真是莫名其妙。阿彥卻依然焦急地卡在教室門口，不知所措。

無預警的隨堂考

「同學們，把課本收起來。」老師說。

小慈馬上跳起來，問：「為什麼？」

「現在要隨堂考試。」

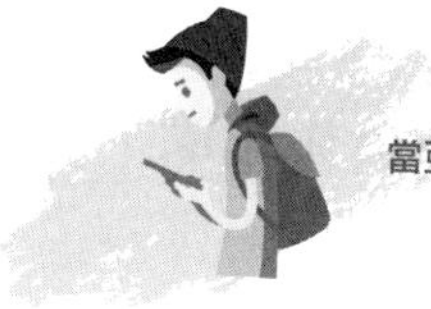

「你又沒說！」

「我現在不是說了嗎？」

「不行！現在說不行！你一開學就要說，行事曆上又沒有註明今天要考試！」

「我只是考十個英文單字而已，你幹麼反應那麼大？」

「我說不行，就是不行！」

老師不明白，不過是臨時抽考而已，為什麼小慈反應這麼激烈。

意中心理師說亞斯

如果老師不清楚亞斯伯格症孩子的地雷，甚至對於孩子繼續站在門口感到不以為然，進而向前拉扯孩子，要他回座位，後續將可能引來一場難以收拾的情緒大爆發。

「隨便坐。」「趕快坐。」「再不坐下，就沒得坐。」第一則故事裡，老師短短的三句話，不僅讓小彥感到不知所措，甚至讓他有被催促、威脅的感覺。而這些，都是亞斯伯格症孩子的大地雷。

這三句話用在大部分同學身上，或許不會有問題。但如果套用在亞斯伯格症孩子身上，卻是連環大地雷。為什麼呢？

第一，「隨便坐」這句話，讓孩子無從選擇，容易喚起他焦慮的情緒。第二，一般孩子被催促，都容易心生著急了，何況是亞斯伯格症孩子？他的著急與焦慮，更是以倍數在成長。最後，「你再不坐下，就沒得坐」這種負面的提醒，很容易讓亞斯伯格症孩子在心裡擴大解釋，而引起巨大的情緒波瀾。

有些孩子焦慮時，會不斷捲頭髮或拔頭髮，有些會不時摸或摳臉。有些會咬、摳手指頭，有的則會不時咬衣領、袖口、衣角。還有些孩子會不時抖動兩隻腳，或拉扯褲管。或口中念念有詞，不停來回走動，或僵在原地不動，或臉部表情僵硬……

每個孩子展現焦慮的方式不盡相同，從頭到腳，身體的每個部位都有可能是他們發洩的管道。

亞斯伯格症孩子對於情境改變的適應力較差，因此，焦慮幾乎會伴隨亞斯伯格症患者一生。凡是臨時的、不確定的事物，對亞斯伯格症孩子來說，都是一種威脅。這分威脅感，來自他無法預期接下來要面對什麼樣的事情，以及可能產生的後果。

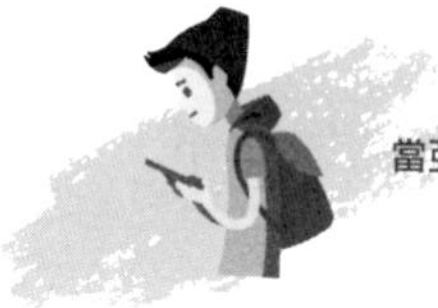

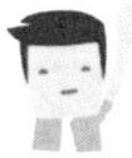

亞斯伯格症教養祕訣

避免「隨堂考試」

我常常提醒學校的老師們一件事：如果班上有亞斯伯格症孩子，盡可能不要進行抽考。因為在沒有告知的情況下，他會認為這是不應該出現的事情。

對多數老師而言，「抽考」是很自然的事，也是他們在課堂上的一種教學方式。不過，雖然抽考只占一點點分數，但重點在於「不確定性」，這對於亞斯伯格症孩子來說，必然是種威脅。

如果沒有事先預告，很容易讓孩子處於焦慮不安的狀態。

那麼，究竟該讓亞斯伯格症孩子練習接受外在變化，培養彈性，還是該由大人去迎合孩子的狀態？

這問題，沒有絕對的答案，而是要靠兩方相互了解與調整。

當然，孩子也需要慢慢學著去面對各種不確定性，畢竟很多事情是沒辦法像劇本一樣，事先擬定好的。劇本不是不能改，但是，要採漸進的方式來因應。

電影《阿蒙正傳》的主角，在片中說過一句話：「我改變比較困難，你們改變比較容易。」

讓我們試著接納亞斯伯格症孩子的特質，給這些孩子多一些寬容，多一些時間，讓他們可以逐漸地去調適外在事物的變化。

給孩子選擇的空間

如果臨時抽考，大家都在作答，全班只有亞斯孩子沒有寫，這時，老師該如何處理？

建議試著給孩子選擇，例如：「你可以現在繼續寫，或下一節課再寫。」給孩子二選一的機會，會讓孩子覺得你有尊重他的需求，考量他的情況。

這樣的方式，往往能降低他們抗拒的反應。

當然，有些孩子可能會很直接地說「我就是不寫」，這時，建議不要跟他爭辯。先觀察他的情緒反應，在孩子情緒較穩定的情況下，再進行前述的「二選一」方式。

有些老師可能會認為，他不交作業、不接受抽考，要我如何心平氣和地對待他？但是，我必須說，如果大人無法心平氣和地處理孩子當下的問題，只會讓情況

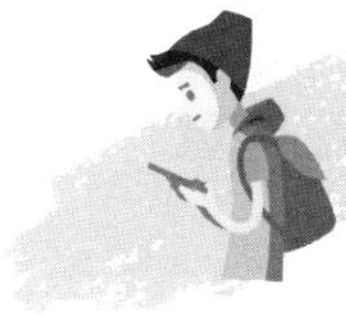

更加惡化。

試著讓自己平靜下來，給自己充裕的時間，來化解眼前的僵局。不要跟亞斯伯格症孩子硬碰硬，這很容易造成兩敗俱傷。

這是他們的特質，我們不能不去面對。

謹慎拿捏預告的尺度

關於事先提醒和預告，要特別留意的是，孩子很喜歡的事物，或是他很討厭、想到就會緊張而產生壓力的事情，請先不要太早告訴他。

例如，提前兩個禮拜告知孩子，全班同學將要在健康中心打預防針。但不要對他太詳細地描述打針過程、注意事項，甚至是沒打好的後果等。因為這麼做，可能會讓孩子焦慮到更不敢打針，或當天索性就不到學校了。

要和亞斯伯格症孩子約定時間時，我通常會把行事曆攤開在他眼前，讓孩子透過很明確的視覺線索，來強化自己需要進一步掌握的時間。

在許多時候，亞斯伯格症孩子需要事先、明確、具體的訊息。接著在腦海裡，把劇本一次又一次地演練過一遍。

透過重複演練的方式，較能讓亞斯伯格症孩子充分掌握日常生活或校園裡，可能出現的各種狀況。

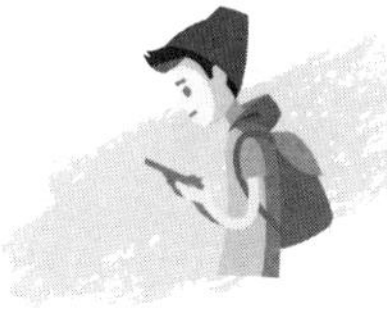

歇斯底里的亞斯

——情緒來時，「好好生氣」

「放開我，不要抓我！我的手好痛！」小純痛苦掙扎著。

「除非你答應我，馬上冷靜下來，否則我不放手。」老師抓著小純的手，態度強硬。

「現在！馬上放開我！」老師依然不為所動，她已經受不了小純這陣子每天歇斯底里、瘋狂的模樣。

小純開始瘋狂尖叫。刺耳的聲音讓同學們紛紛掩起耳朵，表示抗議。

「老師，請你放開她好不好？」這時，老師背後傳來媽媽懇求的聲音。

老師幾乎整節課都抓著小純，使盡了全力，也累癱了。老師鬆手的那一剎那，小純猛地朝老師用力地撞了過去，又迅速躲到媽媽背後。

「媽媽，你看到了嗎？她平常在學校就是這副德性，你說，我能不抓她嗎？」面對老師的質問，媽媽一時說不出話來。

小純緊緊拉著媽媽的衣服，口中直嚷著：「媽媽，我要回家！我要回家！我不要讀這裡，我要回家……」

「你最好轉學，離開我們班！」「討厭鬼，沒有人會留你。」同學們你一言、我一語地，無視一旁媽媽難堪的感受。

「媽媽，同學們已經忍受她很久了，他們說的都是內心話，你多少也得參考……」

小純的歇斯底里，一直都讓媽媽很困擾。每次小純的情緒一上來，如果周圍的人又給她新的刺激，她的情緒馬上又會掀起另一波大浪。

「老師，下次能不能不要抓她或抱她？這樣很容易讓她更失控。」積壓已久的話，媽媽終於說了出來。

「不抱她，難道我要眼睜睜看著她往同學身上衝撞過去，任憑她打、咬別人嗎？我也得保護班上其他的孩子。下次她再這樣，我只能把她帶到學務處了。」

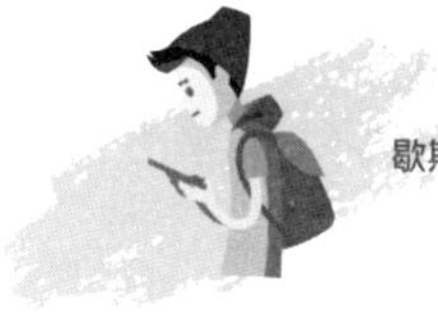

這些話聽在媽媽的耳裡，很是傷心。她很不希望老師把「攻擊」、「暴力」和小純連結在一起。因為老師的刻板印象，只會讓小純在教室裡更難生存。

意中心理師說亞斯

亞斯伯格症孩子抓狂、失控、受到驚嚇時，容易歇斯底里地狂叫。而他們令人難以捉摸的不穩定情緒、歇斯底里狀態，對父母、老師和同學而言，都是一項很大的挑戰。

本文開頭故事裡的這位老師，如果她去抓或碰觸孩子，是因為不了解亞斯伯格症的特質，或許還情有可原。但如果已經知道孩子非常排斥這樣的互動模式，還選擇繼續這麼做，就是刻意在折騰、折磨、挑釁孩子。

當外在刺激及負面互動不斷發生，亞斯伯格症孩子顯然會招架不住，繼而情緒更加失控。不過，也不需要因此把「暴力」跟「亞斯伯格症」畫上等號，這是很不公平的。

孩子的歇斯底里，其實正意味著他們較難以用穩定的情緒，去面對一波又一波刺激。因此，在這種情況下，請盡量避免對他們提出要求、給予刺激，或是產生肢體上的接觸。

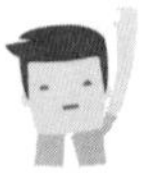

亞斯伯格症教養祕訣

緩和孩子的情緒，是首要之務

老師們常會面臨的情況是，亞斯伯格症孩子會「莫名其妙」地突然情緒激動起來（其實情緒被引爆往往有特定因素，只是當下老師沒有發現）。這時，建議老師可以試著給孩子一些時間，讓他的情緒慢慢沉澱。

放慢速度，當亞斯伯格症孩子情緒上來的時候，我們給他的刺激要減少。先暫停口頭警告或說教，等孩子情緒緩和下來，再來和他溝通，或提出要求。

老師的要求需要有些彈性。例如，要全班同學寫評量或畫畫時，若孩子因為情緒激動而無法完成，那麼老師可以先暫緩原本的指令。等課堂結束後，再將孩子的狀況提出來，和導師進行說明與溝通。必要時，也可以透過聯絡簿讓家長了解孩子

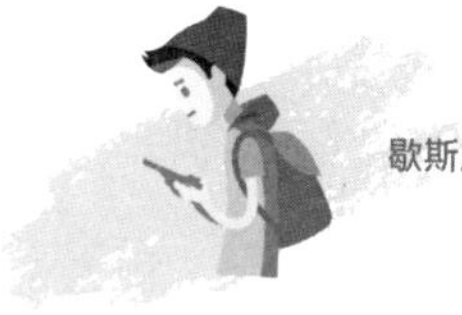

的狀況。

更重要的是，要預防其他同學對亞斯伯格症孩子給予言語上的刺激。

最常發生的問題是，亞斯伯格症孩子因為某件事情歇斯底里，一旁的同學也來「加入戰局」，大聲喝斥，或講些刺激的話要求他安靜，甚至是動手推他。或者，老師趨前直接抓／抱住孩子。可以想見，這些刺激性言語及無預警的肢體碰觸，將使亞斯伯格症孩子產生劇烈的情緒反彈，並再次引來一場教室裡的大風暴。

引導孩子「好好生氣」

大人很矛盾，當孩子被罵到哭的時候，常會大聲說：「哭什麼哭？」孩子在被罵的時候笑，大人又會說：「笑什麼笑？」

孩子被罵時，眼睛瞪著你，你要他眼睛閉起來。有時他閉起眼睛，你卻又要他眼睛張開。

當你罵孩子，他選擇掉頭就走，你說：「你給我回來！」他杵在原地不動，你卻又大聲地說：「現在給我出去！」……

孩子被搞得一頭霧水，這麼做也不對，那麼做也不行。孩子不知道大人到底希望他怎麼做，感到無所適從，心想：「到底要我怎麼樣？」

演講時，我常問聽眾：「到底孩子怎麼生氣，你才不會生氣？」

孩子到底可不可以生氣？當然可以，這點無庸置疑。重點在於，孩子生氣時，如何表達他的情緒。以下提供幾個引導孩子「好好生氣」的方法：

・約法三章

生氣很自然，但表達生氣的方式，不能為所欲為。

建議可以和孩子約法三章，定下生氣時，「可以做」和「不可以做」的事。舉例來說，在我們家，無論大人或小孩，生氣時都有一個共同的模式，就是進房間。但是，我們家有個規則：門可以關，可以鎖，就是不能甩門。如果孩子生氣甩門，我一定會請他重來，即便是大人也不能甩門。

不過，請記得，當亞斯伯格症孩子在氣頭上，我們要做的是減少刺激，保持冷靜，先讓他的情緒「降溫」。在節骨眼上，若他沒有做到約定好的規則，先不要教他怎麼做，因為不管你說什麼，他當下都很難聽進去。

・日常練習

關於孩子適當表達生氣這件事，我會建議家長在彼此都心平氣和的狀態下，進行分享和演練。例如：

和孩子散步時，跟他分享：「像現在這樣走一走，我發現心情變舒服，怒氣也慢慢消退了。」

孩子洗臉時，和他分享：「臉洗一洗，心情就會很舒服。」

你也可以跟孩子分享：「爸爸／媽媽生氣時，就會不想說話。但是我會一直翻書，或把眼睛閉上。」

・以身作則

和孩子一起討論彼此都能接受的生氣表達方式。最重要的是，大人也要以身作則，生氣時不甩門、不丟東西、不咆哮，孩子也較不會做出這些行為。

別忘了，你怎麼生氣，孩子就怎麼表達。模仿，對於孩子來說是最安全的一件事。再次提醒自己，孩子不是不能生氣，而是孩子需要學習如何表達生氣。當然，重點在於你是否有教孩子這件事。

關掉外在噪音

為什麼亞斯伯格症孩子總是容易被同學冠上「歇斯底里」的刻板印象？亞斯伯格症孩子在團體裡，情緒控制能力相對薄弱，原因之一是，環境中存在許多的「噪音」。

這裡的「噪音」，指的是外在的聲音，也包含他人的動作或表情。這些噪音對他們而言，都是一種干擾。**短時間內要接收大量刺激，需要非常多的能量以及心理資源來處理。當訊息處理量超出孩子所能負荷的範圍，他就可能會進入「跳電」或「當機」的狀態。**

因此，建議盡量讓亞斯伯格症孩子處在安靜、無干擾的狀態中，讓他慢慢將思緒沉澱下來。情緒穩定了，他也較有餘裕能做出回應。

孩子「卡住」了，怎麼辦？

想像一下，當孩子腳被腳踏車的支架或輪胎卡住，他一定是痛得嚎啕大哭、哇哇大叫。我們會驚慌失措、手忙腳亂，但我們也知道，慌亂的反應並無法解決眼前問題，讓孩子順利脫困。

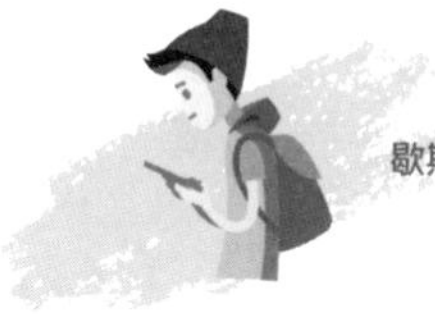

亞斯伯格症孩子的情緒也很容易「卡住」，特別是在情緒激動的時候。

腳被卡住了，當然不能硬扳。我們需要的是冷靜以對，試著安撫或轉移孩子的注意力。在問題解決之前，或許你會說說故事，和他聊聊天，轉移他的注意力和疼痛感。

同樣地，當孩子情緒卡住了，如果我們也跟著情緒激動、過度反應，很容易像提著汽油到火場滅火一樣，會讓情況更加惡化。

那麼，孩子情緒卡住時，怎麼辦？

每個孩子適合的安撫方式，不盡相同。有些孩子需要我們去抱抱他；有些孩子需要我們聽他說說話，把話題帶開；有些孩子需要你拿出他喜歡的東西，轉移他的注意力。

我的建議是，**安撫孩子的過程中，可以反映他的心情，說出他的感受。讓孩子知道，我們了解他的心情，願意接納他的心情，也會陪他一起面對壞心情。**

孩子情緒卡住時，很容易無理取鬧，這樣的反應往往讓大人不能接受。但是，有時孩子也是情非得已，當他背負的情緒負擔太重，背不動了，他也很難替自己把重擔取下來。

當孩子情緒卡住了，我們可以從卡住的時間點往前推，仔細去回想孩子究竟遇到了什麼樣的事情，出現了什麼樣的狀況，或許解套的「鑰匙」就掛在上面。

至於孩子究竟會不會「莫名其妙」、毫無來由地卡住？與其說莫名其妙，倒不如說，我們只是當下還無法完全掌握孩子情緒卡住的原因。因此，孩子情緒卡住，其實也是一次次讓我們得以了解孩子，重新調整、改變親子關係的機會。

善用繪本，翻轉負向思考

無論是沮喪、焦慮、害怕，還是恐懼、不安、孤獨，都是非常自然的情緒，孩子必須接納這些負面情緒。但我們也要適時提醒孩子，和他一起思考：我是不是被負面的想法與情緒給吞沒了？是否因為這些情緒，而讓自己在生活與學習中動彈不得？

正向思考不是要讓我們對負面情緒視而不見，或者是加以全盤否認。而是以合理的方式，讓自己在面對事物的過程中，有正向、積極的解釋。讓自己的注意力，聚焦在能為自己帶來正向能量的模式。

我一直深信，想法一定可以改變。想法會決定情緒往哪個方向去，也會影響一個人後續的行為模式。

如何協助孩子調整想法，讓孩子維持在一個適當又合理的狀態，常是令許多父

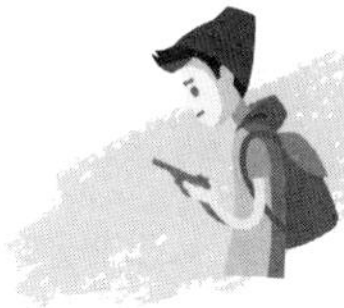

母和老師一籌莫展的問題。

生活中，負向思考是很自然，也無可避免的。但是，若孩子的負向思考明顯妨礙到他的生活、學習、人際、工作、感情時，我們就不能放任負面思考繼續影響孩子。我們必須有所作為，協助孩子轉換思考模式，引導他對事物產生不同的解釋，以獲得不同的情緒感受以及行動的模式。

我非常建議家長、老師們，試著以「情緒繪本」做為練習媒介。

多數繪本中，故事的結局都是以正面的結局收尾。我們可以和孩子一起尋找，故事從哪一頁開始出現正面的轉折。

這個正面轉折，往往也代表書中某個角色在想法上有所調整，或是從負面思考轉向以合情合理的方式來對待自己。透過繪本，一次次反覆演練，孩子將有機會逐漸在閱讀的過程中，建立屬於他自己看待事物的判斷能力。

亞斯，讓科任老師很難為？

——給教育人員的因應對策

「王育銘，上課不要走來走去，馬上回座位去。」社會老師不帶情緒地說。育銘完全不理會老師，依然在教室裡「漫遊」。

老師已懶得再說第二次，心想：「反正再十五分鐘，這堂課就結束了。下次再見面，又是一個禮拜之後。」

「老師，你叫他回去坐啦！他在那邊走來走去，我們怎麼上課？」同學們抱怨聲四起，老師卻只是用餘光看了大家一眼，口中繼續念著濁水溪上游至下游出海口的地形。

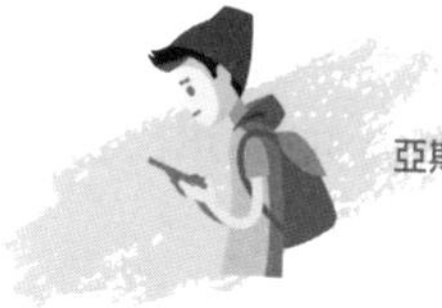

育銘的動作愈來愈多，他跑到講臺上，在黑板畫出臺北捷運路線圖，甚至走出教室外。

看到老師選擇不管，教室裡的同學開始嘈雜了起來。

這個情況維持了好一陣子，已有隔壁班老師在抗議，希望社會老師能好好處理。

「他不上課，我有什麼辦法？總不能把他綁起來吧？何況，我在他們班一個禮拜只有三節課，哪有那麼多時間能處理這孩子的問題。」社會老師事不關己地說。

「可是，范老師，你應該知道王育銘是亞斯伯格症孩子吧？」資源班老師試探性地問。

「知道又怎樣？我只是個社會科老師，什麼亞斯伯格症不亞斯伯格症的，這就是你們特教老師的事情了。我不像班導，有那麼多時間能跟他們相處，何況還有那麼多進度要趕……管他去吧！他愛怎樣，就怎樣。」

聽到「管他去吧」這四個字，資源班老師心裡涼了一大截。

身為全校最熟悉亞斯伯格症的人，資源班老師究竟如何讓校內其他老師了解特殊孩子的需求？如何讓他們嘗試接納，並調整班級經營策略，以協助孩子順利融合於班級中？

意中心理師說亞斯

校園裡，科任老師在一個班級中，往往每週只有一、兩堂課的時間（或再多一點）。國小一堂課四十分鐘，國中四十五分鐘，在上課時間裡，科任老師總是得面對一些挑戰。

舉例來說，當班上有些孩子出現了情緒行為問題，且明顯干擾到上課的秩序，這時，到底要不要處理？

有時，科任老師對於這方面的「處理」，會有心理負擔。因為著手處理，可能會影響到後面的教學進度；另一方面，和導師相比，科任老師和學生的相處時間短暫許多。他們沒辦法像導師一樣，熟悉每個孩子的特質。

不過，關於班級經營的問題，我常常強調：「誰的場子，誰負責。」無論你是導師、科任老師，還是實習／代理／代課／兼任老師，只要你今天站在臺上，這個時間的班級經營，就是由你來掌控與負責。

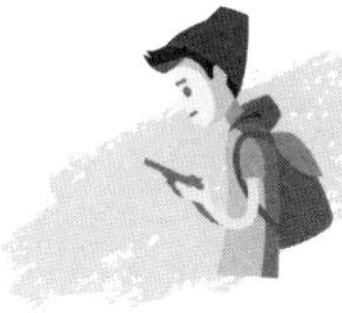

亞斯伯格症教養祕訣

不處理的無形代價

班上孩子出現情緒行為問題，若老師選擇不處理，後續可能就得面臨因不處理而產生的後果。

最常發生的代價是，孩子的問題更加惡化，狀況更加變本加厲。例如孩子上課講話，我們漠視了，這時孩子可能就會繼續講話。當孩子發現老師不會處理，或草草了事，很容易因而更肆無忌憚地繼續干擾大家上課。最後，演變成老師在臺上講課，臺下學生也繼續干擾的局面。

換個方式「處理」

現在，讓我們重新思考「處理」的定義。

對科任老師而言，在一堂四十或四十五分鐘的課裡，主要的任務即是順利完成該堂課的教學，這點是毋庸置疑的。

然而，所謂「處理」，它也同時反映著班級經營技巧、能力及態度。

當孩子一直講話，建議老師換個方式教學。在孩子想開口說話時，讓他參與討論、回答問題，或表達意見。甚至可以走到孩子身旁上課，或進行分組討論。讓說話這一件事情，轉移到另一種可被接受的情況，而讓老師可以有效地掌握上課的節奏。

特殊教育的預防概念

我常聽到這樣的說法：「因為他是過動兒，所以就只好……」「因為他是亞斯伯格症，所以只能……」

然而，我一直認為，特殊教育是一種「預防」的概念。孩子經過不同領域的鑑定之後，無論是醫療診斷，或特殊教育學生身分的鑑定，都只是一種和孩子溝通，認識其特質的方式，而不是一個讓我們得以推卸責任的標籤。

診斷是一種管道，讓我們能合理地去認識有特殊需求的孩子，理解他的身心特質，才能進一步針對不同的情境，給予他需要的協助。

所謂協助，包括家長的親職教養、學校老師的班級經營等。在二者融合之前，

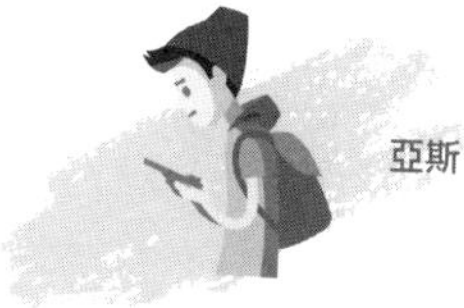

親師最基本的功課，就是好好認識孩子的障礙類別。

當然，知道什麼是「亞斯伯格症」，不代表知道該如何與亞斯伯格症相處。然而，如果不清楚什麼是亞斯伯格症，就更別提想要幫助他。基於專業倫理，我甚至認為，如果老師對亞斯伯格症不甚了解，那最好先不要碰他。

這話說得強烈，卻很實際。我會這麼說，是因為在缺乏了解的情況下，和亞斯伯格症孩子互動，會不知不覺「誤踩」許多地雷。

踩到地雷，不可怕。可怕的是，我們踩到了地雷，卻不知道。這樣一來，將使孩子的情緒與行為反應時時處於不穩定的狀態，引爆，再引爆。因此，老師對於孩子的身心特質是否有基本概念，非常重要。

輔導人員、資源班老師可以怎麼做？

有時，學校老師聽完我的建議後，會說：「這太難做到了！」這讓我意識到，專業輔導人員所給予的建議，可能與教學現場太過脫節。科任老師常常沒有多餘的時間，能個別處理亞斯伯格症孩子的問題。

因此，我非常建議相關專業人員或資源班老師走進教室，實際去觀察孩子的教室學習生態，並掌握班級裡的老師、同學如何與他進行互動。同時，留意孩子在教室裡的行為及情緒表現。唯有這麼做，我們給予老師們的建議才不至於脫離現實。

當然，亞斯伯格症孩子在教室裡的問題，絕不僅是單一把孩子抽離出來，接受資源班、輔導室或心理師的個別服務，就能獲得改善。這當中還關係到老師、同學與亞斯伯格症孩子之間如何互動。

如果我們只是一味期待亞斯伯格症孩子進行單方面的調整，他身邊的老師、同學卻沒有改變，問題將無法被解決，甚至會繼續惡化下去。

如何為亞斯兒安排課程？

關於亞斯伯格症孩子參與課程的注意事項，我經常會和老師、治療師分享我的實務經驗：一開始，最好讓這些孩子做他所熟悉、擅長的事情。在課程結束前，也請記得讓這些孩子做他喜歡的、熟悉的事情。

這麼做的考量是，對於亞斯伯格症孩子來說，每接觸一個新的情境，總是容易焦慮不安。如果能讓孩子在課程一開始，就處於熟悉的狀態，可以強化他們對於情境轉換的適應力。

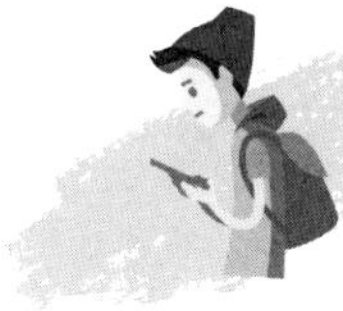

・第一步：去「陌生感」，為關係建立友善開端

「新」，為亞斯伯格症孩子帶來了許多的不確定性。這分陌生感，會讓孩子處在緊張的狀態。因此，在課程的開頭，我們需要給他多一點時間，慢慢熟悉陌生的情境。

「有些孩子不會玩玩具，會把玩具玩壞掉。有些大人不會玩小孩，也會把小孩玩壞掉。玩具玩壞了，保固期內還可以退貨，換一個新的玩具。但是，你能想像孩子被玩壞的代價嗎？」

這是我經常在演講中說的一段話。我不希望，原本可以預防的事，最後卻走到不可逆的局面。

讓亞斯伯格症孩子對我們留下良好的第一印象，是非常重要的。因為這些孩子很容易對人事物的接觸，在第一時間採取非黑即白的「二分法」。

如果能在初次見面時，以溫柔、微笑的方式和他說話，那麼，他將會把對你的印象，輸入到「友善」的腦中資料夾裡面。這樣的關係建立方式，將使接下來我們和他之間的互動更為順利。

・第二步：安排新的訓練

那麼，預計對亞斯伯格症孩子施行的課程目標，該如何安排？

若是對孩子而言，相對陌生或較困難的新事物，例如新的嘗試或課程，建議將它設計在課程的中段時間。

在提供新的課程、較具挑戰的內容給亞斯伯格症孩子之前，我們一定要做好評估，衡量孩子對這些新事物的掌握能力，以免和他們實際的能力落差太大。

・第三步：以「安定感」結尾

至於課程結束前，讓他做自己喜歡的、擅長的、重複的事，目的是為了降低孩子在離開當下情境時，處於激動或負面的情緒狀態。

亞斯伯格症孩子很容易對事物產生「非黑即白」的二分經驗與印象，因此當課程結束時，如果他處在生氣、焦慮、易怒或激動的情緒時，很容易讓他對於眼前的課程產生排斥，在下次上課時產生抗拒的心情。

對於亞斯伯格症的學習，請先給予明確的說明與示範，讓孩子得以遵循。這麼做，也能讓他比較容易進入學習的情境。同時，別忘了，「重複性」對於亞斯伯格

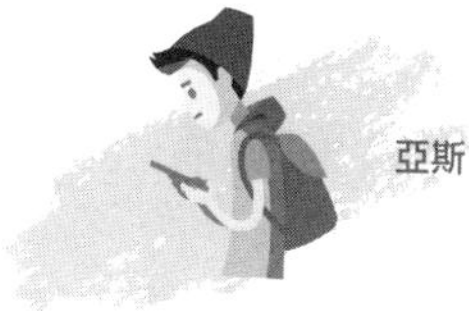

症孩子的學習是非常關鍵的。重複的動作能幫助他情緒趨於穩定，也能讓他對該動作更加熟練。

一般來說，重複的事情、原本就會（或熟悉）的事情，亞斯伯格症孩子都會願意主動去完成。而若是新的、陌生的、相對困難的事物，請採取「漸進」的方式，讓他慢慢學習。

必要時，前進兩步退一步，給彼此多一些餘裕，也較能從容解決問題。

每次見面，都是一次新的關係

雖然亞斯伯格症孩子可能每週都要接受療育或諮商，但對他們而言，隔了一個星期再見面，就是一個新的情境與經驗，和輔導老師的關係也得要重新開始。

我曾遇過一個案例，孩子前一晚上還很清楚地告訴媽媽，隔天早上第一節課要到輔導室與老師見面。到了當天，上課時間到了，輔導老師卻不見孩子蹤影，才發現他還在原班教室裡待著。

後來，輔導老師決定去教室，帶孩子一起到輔導室。但是孩子將要走進輔導室的那一剎那，卻又停下了腳步。輔導老師、家長都很困惑，亞斯伯格症孩子通常對於約定好的事情，都會在心裡記得非常清楚。而且，明明前一天還記得，為什麼到了當天，他卻又不去輔導室？

其實，孩子不願踏入輔導室，正反映出孩子的焦慮。隔了一段時間再見到輔導老師，對孩子而言，可能充滿陌生感，容易在心裡上演許多「小劇場」。這些小劇場，往往會為他們帶來害怕、恐懼、擔心、焦慮等情緒，接著就把注意力聚焦在負面訊息上。

若發生孩子抗拒輔導、諮商的情況，建議先聽聽看孩子的說法，了解他如何看待自己和輔導老師的關係。

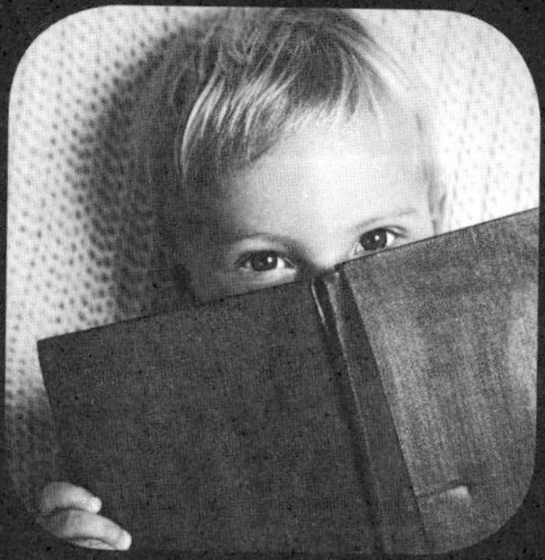

第三章

幫助孩子接納自我，接受適當的協助

抗拒就診的亞斯

——如何讓孩子接受評估、診斷與協助？

近幾個月來，導師不斷催促小松的爸媽，一定要帶小松到醫院就診、評估，請醫師開立相關診斷證明，或提供心理師的評估報告。

小松這孩子顯現出來的特質，讓導師懷疑小松可能有亞斯伯格症。

孩子狀況不斷，導師也用盡了各種班級經營的技巧以及策略，甚至，輔導老師也加入協助。無奈的是，不管校方怎麼努力改善，小松的狀況都不見好轉。導師深信，是時候讓醫療和特殊教育介入了。

「媽媽，你們去過醫院了嗎？開學到現在已經好幾個禮拜了，該說的、該做

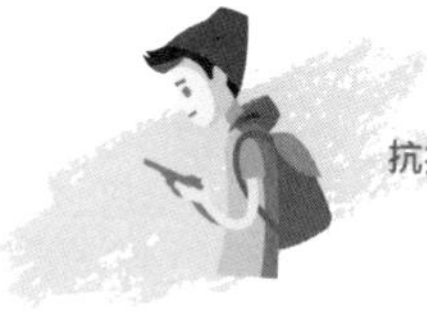

的，我跟輔導室都努力過了。總不能學校這邊努力做，爸媽這邊卻完全沒動靜吧？只是帶孩子去醫院評估，何必一拖再拖呢？」

導師強烈地表達不滿。打從接下這個班，光是要處理小松和同學之間的衝突，就夠讓他焦頭爛額了。

但是說真的，要讓孩子願意就診，談何容易？小松一直認為自己沒有什麼問題，沒有流鼻水，也沒有咳嗽，為什麼要去看醫師？

無論媽媽如何苦口婆心，想盡辦法讓小松了解，去兒童心智科，是為了讓醫師協助他在學校適應得更好，小松卻仍堅決抵抗。

「我在學校已經適應得很好了！要看醫生，你和爸爸自己去看，最好去看有沒有失智症！」

只要提到「看醫生」，小松就會陷入一陣歇斯底里。

小松會這麼敏感，主要是因為常常有同學會在一旁竊竊私語，說：「我看啊，他該去看精神科了！再拖下去，病情只會更加惡化。」不然就是：「這麼愛發脾氣，誰受得了?!趕快去看病吧！」

聽到這些話，小松就會像颶風一樣，幾乎要把整個教室給掀了。

「老師，難道你不認為他需要看醫生嗎？」

每次聽到同學們這麼說，導師都想說：「老師也這麼認為，但是她爸媽不配合，我能怎麼辦？」

現在，連輔導室主任也想約談爸媽了。

小松的問題再拖延下去，學校就得召開個案會議了。到時除了校長要主持會議，各相關科室的主任、組長和老師也都要出席，還得邀請心理師參加……如此大陣仗，將會耗費大量人力資源和時間成本。

因此，主任下了最後通牒。要求小松的爸媽，兩週內要回報就診進度，讓媽媽很是無奈又著急。她甚至考慮先和孩子的爸一起去醫院，讓醫師知道小松的狀況，看醫師能不能提供一些建議。但是，到底該用誰的名義就診？

意中心理師說亞斯

對家長來說，要帶孩子到兒童精神科、兒童心智科等醫療院所尋求協助，接受醫師、臨床心理師的評估及診斷，所要承受的心理壓力可是非常非常大。畢竟，這還牽涉社會大眾，以及配偶、家中長輩、親朋好友等重要他人，對於精神醫療與心

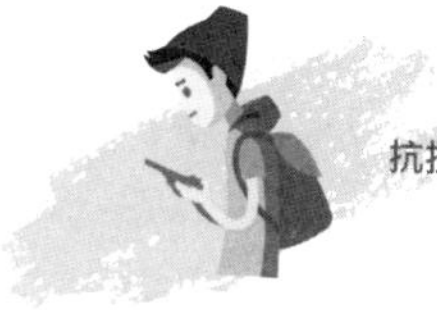

理衛生有多少了解，以及對於就醫的態度與接受度。

每個人所擁有的特質不盡相同。這些與生俱來的特質，造就每個人各不相同的樣貌與狀態。有些特質固然會對孩子的成長造成負面的影響，但是，我們仍需要學著去面對，去與孩子的這些特質相處。畢竟，它也是屬於孩子的一部分。

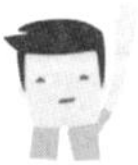

亞斯伯格症教養祕訣

求診的自覺思考

建議家長們可以進行以下的自我覺察與思考：為什麼我對求診這件事情，在心理上會有所抗拒？造成我抗拒的原因，是什麼？

對於求診的看法，關係到我們如何看待孩子所具備的特質。而這些想法，自然也會影響孩子看待自己的方式。

同時，也可以詢問其他已接受孩子的「亞斯伯格症」身分的家長、老師們，聽聽看他們接受的理由。

我曾遇過一位家長，對於孩子就診一事，抱持著「預防」的觀念。他寧可在孩子的關鍵階段主動尋求諮詢，而不是在孩子有狀況出現的時候，才進一步就診、尋求幫助。這位家長如此形容：「就像船，得定期靠岸一樣。」

若父母、老師能以較正面、積極的方式，去看待精神醫療、心理輔導、心理諮商與心理治療等專業協助，也將有助於孩子用比較合理的方式，去看待他自己的身心狀況。

釐清抗拒的成因

對家有國、高中生的青少年家長來說，當孩子在情緒、行為、學習或人際上出現狀況，若想進一步說服孩子尋求第三者的專業協助，例如學校的輔導室，或是兒童精神科、兒童心智科、心理治療所、心理諮商所等相關醫療院所，往往會被孩子當面拒絕。

拒絕的原因很多種，大多是因為孩子不願意承認自己有尋求以上這些資源管道的需求與必要性。甚至可能會跟父母說：「如果爸爸／媽媽自己覺得有問題，可以『攜伴』前往。」面對孩子的抗拒，讓我們從以下幾個角度來思考：

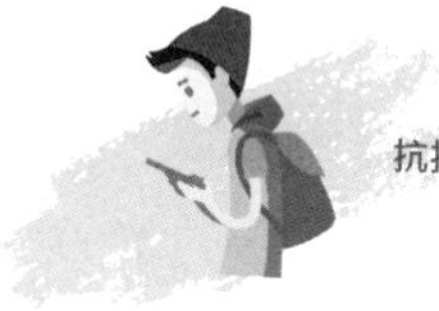

- 孩子是否有主觀覺察到自己的狀況出現異樣？例如情緒上的焦躁、行為上的衝動、人際上的疏離或課業上的落後等。上述這些現象是否足以對孩子產生困擾？
- 孩子如何看待自己「被幫忙」這件事？
- 孩子如何認定上述這些心理專業與自己之間的關係？
- 父母與老師又是以什麼心態在看待的？

當孩子把就診放大成是自己有瑕疵、有狀況、有障礙，因而認為自己生病了或者不完美，就很容易導致孩子否定他人的建議，產生抗拒與激烈的情緒反彈，拒絕尋求專業的協助。

我們所要做的，即是讓孩子了解，每一個人都有一些特質，在這些不同的特質排列組合之下，連帶地也會造成我們在生活、學習、人際、感情、情緒、行為或工作上的困擾。而適時接受專業人員的協助，將有助於改善他的生活品質、人際關係及學習狀態，並使他情緒穩定。

孩子拒絕求診，也關係到他「如何看待自己」的自我概念，以及是否給「就診」二字賦予一些負面的解讀，或有著過度的負面連結等。

孩子當然會希望在別人的印象中，能展現出好的一面。因此，對於青春期的孩子，我們也需要考量他本身是如何看待自我的概念與形象，以及對他人眼光的在乎程度。

正向表列「尋求協助」的好處

當然，資源班老師、輔導老師、臨床心理師、諮商心理師、精神科醫師等，需要很清楚地讓孩子、家長了解，各專業單位所能提供的服務內容。同時，也要考量孩子與家長的心理感受，用較為合理的方式，讓孩子了解、接受「就診」這件事，以免孩子因為需要尋求幫助而覺得自己很糟糕。

與孩子溝通時，重點不在於讓孩子立即接受他的病症、障礙，或讓他立刻願意接受診斷。而是，讓孩子看見自己有被協助的需求。

那麼，如何讓孩子知道，透過就診，他可以獲得幫助及改善的能量？

我們可以採取「正向表列」的方式，例如：

- 讓孩子了解，相關專業人士將能協助提升他的專注力、人際關係與社交技

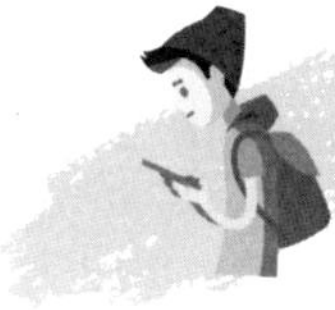

巧，改善與父母、老師的關係。

- 讓自己有效運用3C產品、有效的時間管理。
- 讓情緒更加穩定。
- 讓睡眠品質能夠提升等。

除此之外，也讓孩子了解，每個人對資源與協助的需求不盡相同。這樣的溝通方式，能讓孩子將注意力放在「正面的改善」，避免孩子對自己產生負面評價。

讓孩子合理看待自己

亞斯伯格症孩子不接受自己的身分，怎麼辦？

我們可以試著來思考孩子如何看待亞斯伯格症的診斷。這些診斷對他來說，到底有著什麼樣的意義？他如何解釋？在解釋的過程中，是否出現不合理的想法？

我們看待亞斯伯格症孩子的方式，也會決定周圍的孩子如何來看待他們。當然，也會影響亞斯孩子如何看待他自己。**當大人以合理的方式來看待孩子，他們也就有機會以較為正面的態度，了解、接納自己的特質，並細膩地掌握自己的身心狀**

況，包括他的優勢、待改善的特質等。

我們也可以試著對亞斯伯格症孩子做一些描述，再請他說說看，別人的描述是否和他自己所認定的主觀印象落差很大。這就像是一段一分鐘的自我介紹，我們能藉此了解，亞斯伯格症孩子能否充分地描述自己的狀態；多做一分說明，多得一分的了解。

面對孩子的特質，不要給予批判。不要讓孩子覺得自己做錯了事情，或是認為他的特質是不好的。避免讓孩子的注意力往負面的方向做連結，以免他過度放大了負向的解釋。

透過影片，引導孩子接納自己的特質

和孩子一起觀看影片，協助他了解自己的特質。引導孩子從影片中的主角所呈現出來的模樣，來思考他和角色之間是否有些相類似。雖然每個人都是獨特且不同的，但肯定有些共同的特質可以做為參考。

我推薦的相關電影，包括：《X+Y愛的方程式》、《阿蒙正傳》、臺灣紀錄片《一閃一閃亮晶晶》，及公共電視人生劇展《征子》等。如果關注的是較為全面的

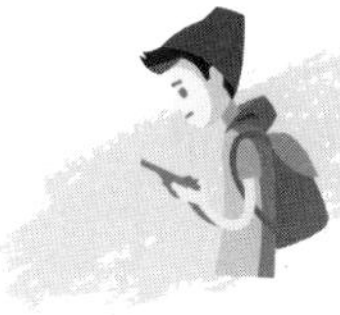

自閉症譜系障礙，則可以和孩子分享《遙遠星球的孩子》。

此外，《我們有點不一樣》（*Same But Different*）這部英國紀錄片中，說明了如何與特殊需求孩子相處，非常適合做為衛教宣導。這部紀錄片分別記錄了腦性麻痺、對堅果過敏、第一型糖尿病、視覺障礙（半盲）、唐氏症、氣喘、癲癇及閱讀障礙等八種類型的孩子；透過當事人、手足、身旁同儕的陳述，對其特質與身心狀況表達想法與感受。

片中這些特殊孩子，期待一般人用尊重的方式來看待他們，也期待自己能像其他孩子一樣，做喜歡的事情。雖然他們有些生／心理上的限制，但是他們也渴望擁有自己想要的生活和學習方式。如果一般的孩子認為自己可以接納以上八種類型的同儕，那我們回來想想，為什麼他們無法接受班上的亞斯伯格症同學？這當中存在的差異到底在哪裡？反映了什麼？

在觀看這部紀錄片的過程中，也讓我開始思考：亞斯伯格症孩子是否也可以嘗試把他自己的一些想法、感受說出來，好讓他人理解？例如，期待周圍的人如何對待他，如何與他相處等。讓亞斯伯格症孩子試著進行「自我表露」練習，如此一來，他也將有機會知道，同儕、手足等周遭他人都是如何看待他的。

亞斯是特質，還是障礙？

——接納孩子、尋找亮點，最重要

「老師，阿龍只是有一些些特質像亞斯伯格症。你看，每個人不也都會有些固執的個性嗎？我自己也會啊，無論是颳風、下雨還是出太陽，只要出門，我就一定要帶這支有著黑點點的花雨傘。」一邊說，阿龍媽媽邊從包包裡拿出一把小傘。

「媽媽，阿龍的表現是特質，還是真的有亞斯伯格症，我想這部分我們就不要猜測了。你看要不要挑個時間，讓阿龍請假都可以，帶他到醫院的兒童心智科，讓醫生評估看看，好釐清阿龍的狀況。」

老師特別把「問題」兩個字放在心裡。她知道阿龍媽對於「問題」這字眼非常

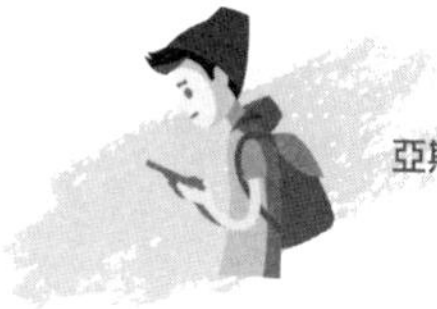

敏感。

「老師，再怎麼說，我們家阿龍都是家裡的獨生子，我怎麼可能莫名其妙地把他帶到兒童心智科？你應該也知道，兒童心智科其實就是兒童精神科，不要說我，他爸爸那一關我就過不去了。」媽媽極力反駁，她發現老師似乎一直想要把阿龍的狀況，歸因於「亞斯伯格症」。

對於阿龍媽來說，阿龍的狀況是「特質」，還是所謂的「障礙」，差別不大，因為孩子還是會待在原班。老師這邊就比較麻煩了，因為阿龍沒有明確的身分，使得後續的資源很難介入。

「媽媽你也知道，特教資源、輔導資源其實相當有限。不是孩子想要享用資源，就可以使用。」

一提到特教、輔導這些字眼，媽媽的心都揪了起來，渾身感到不舒服。

「老師，我可沒有要你特別幫阿龍做什麼安排喔。他就在班上和大家一起上課，不就好了嗎？你只要發揮愛心、耐心、真心，這樣就夠了。」

「媽媽，你說的這三心，本來就是身為老師都應該具備的特質。但我要跟你說的是，阿龍真的有一些狀況，我很擔心如果阿龍沒有在第一時間得到協助，時間愈拖愈久，問題會愈來愈明顯，到時再處理就會很麻煩。」

阿龍常常四處走動，想幹麼就幹麼，講話很直白、不近人情，眼神也常常無法注視對方。這些狀況，對於老師的班級經營也好，孩子本身的影響也罷，都是一個明顯的負擔。

「問題？」媽媽露出不悅的表情。

老師發現自己說溜了嘴，趕緊改口：「不好意思，媽媽，我把問題兩個字收回來。我要說的是，『狀況』愈來愈明顯。」

「老師，我還是那句話，阿龍的狀況，就只是他的特質。我們就不要多費唇舌在這上面了。」說完，媽媽起身點個頭示意，旋即轉身離開。

望著阿龍媽的身影，老師感到很是無奈。

意中心理師說亞斯

面對孩子的情緒與行為，許多父母和老師都很容易陷入各式各樣的猜測。這種現象，在社群網路上特別容易發現。有時，家長之間你一言、我一語，才突然發現自己的孩子，狀況跟對方的孩子很類似。

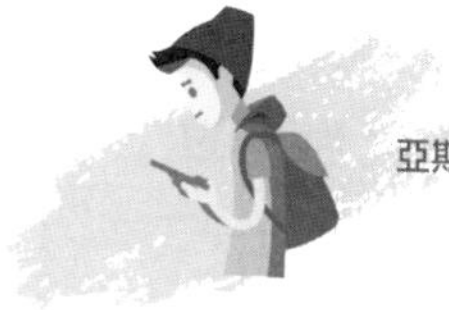

我們很容易以偏概全，例如孩子在某些方面固執，或是眼神不太直視對方，就直覺認為他應該是亞斯伯格症。

「我懷疑我的孩子是亞斯」、「他一定是亞斯」、「他不是亞斯」……諸如此類的猜測與判斷，很容易造成當事人產生莫名的焦慮，容易先入為主地套上許多刻板印象。

孩子沒有亞斯伯格症，而你懷疑他有；孩子有亞斯伯格症，你卻深信他沒有……錯誤的猜測，將使大人的應對方式完完全全走樣。因此，雖然臆測是非常自然的一件事情，但我不建議大人花太多時間在進行猜測。

亞斯伯格症教養祕訣

確認是否造成妨礙

當孩子疑似有亞斯伯格症，但沒有取得正式的醫療診斷，也不具備特教資格，家長心中總是會百般掙扎：到底要不要告訴老師「我的孩子有亞斯伯格症傾向」？

說了，擔心會造成老師對孩子貼上負面的標籤。如果不說，卻又怕即便孩子的症狀相對輕微，仍可能因為老師不知情，而使師生產生摩擦與衝突……面對「說」與「不說」，在家長之間，一直有各種不同的想法。

在親師間，亞斯伯格症最容易出現的爭議，莫過於這是特質、障礙，還是疾病。尋求診斷，主要是為了釐清孩子的這些特質，是否會對他們的成長造成負面影響。

我們每個人多少都有一些亞斯伯格症的特質，如果這些特質沒有明顯妨礙到孩子的生活、學習、人際及家庭，那我們當然可以強調這僅僅是一種特質。

但如果已經在某些方面造成困擾，我們就需要認真思考孩子是不是存在亞斯伯格症的問題。這些困難也許無法符合DSM-5現階段對ASD相對嚴格的規定，但仍確實困擾著孩子、家長、老師，以及身旁與他互動的人。

遠離抱怨漩渦

家有亞斯伯格症孩子，父母心中總是有許多的痛苦、疑惑與無奈，需要一個適當的管道能紓解，把話說出來。

無論是對於孩子成長過程的擔心、關於療育的抱怨，或是日常中對很多事情的

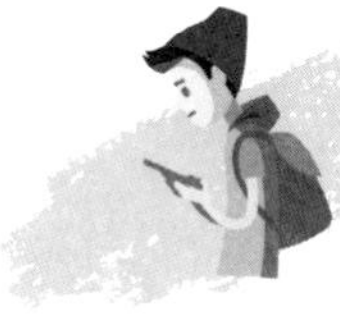

不滿，家長們在社群網站上的留言，無不反映出情緒的呈現與表露，很自然，也有其必要。

然而，**若經常性地讓自己暴露在這些抱怨訊息與內容之中，很容易在看待事物時，不知不覺地也傾向用不合理的方式去思考，或者偏向負面的解釋。**甚至，最後也跟著抱怨起來。

在社群裡，若有家長留下抱怨性的留言，基於共同經驗，很容易吸引相類似家長們，彼此取暖，給予情緒的相互支持。當然，也可能槍口一致，針對老師、治療師、醫師或心理師產生不諒解的批評或謾罵。

但是如此的討論氛圍，更容易讓人在負面的情緒漩渦裡打轉。當我們在這氛圍中沉浸太久的時間，關掉手機、電腦後，旁邊沒有人了，反而會讓自己的情緒更為低落。

當然，你依然可以留在臉書或LINE的社群裡，可以上網，參與別人的討論，也可以瀏覽他人對於教養亞斯伯格症孩子的想法，分享的資源與訊息等。但，我們也需要加以自我覺察，適度地迴避抱怨性言論，斟酌自己是否對此類言論過度關注了。

當另一半也有亞斯特質……

在許多場合裡，常有些亞斯伯格症孩子的家長會苦笑、無奈地說：「家裡除了有小亞斯，生活當中，還要去顧慮另外一個大亞斯。」

關於這種現象，我往往戲稱是「買大送小」。

當家中另一半也出現亞斯特質，或具備亞斯伯格症的診斷，在日常生活、教養與夫妻溝通等方面，都需要不斷磨合再磨合。既然大的、小的都是亞斯，有些爸爸／媽媽後來也發展出一套ＳＯＰ，用這套生活因應模式來處理大小事。

有些人可能會抱怨：「早知道，婚前就把眼睛睜大，看清楚一點！」或是：「沒辦法，結婚了，才發現另一半有狀況。」這些話，夾雜些許無奈與懊惱。但我們可以試著來思考，在過往相識、交往與戀愛過程中，另一半一定有吸引我們的地方，無論是他的良善與正直，使命必達的責任感，或是相對單純的生活興趣。

找回那些年吸引我們，讓我們願意跟他共度一輩子的迷人特質。抱以欣賞的態度，將有助於讓我們以合理的方式與另一半好好相處。

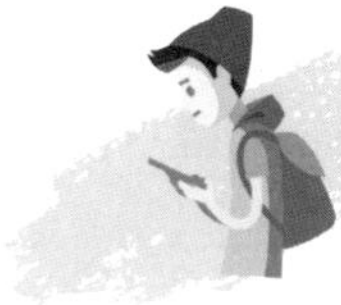

尋找、欣賞孩子的亮點

我在演講、諮商的過程中，常常提醒家長和老師們，要多多欣賞孩子的亮點與特質。

亞斯伯格症孩子總是有許多他們敏感的地方，其實換個方式來看，我們就像是在尋寶、採礦般，探尋與發掘這些孩子迷人的特質，並讓周圍的同儕也有機會認識。

例如，他們的專注與熱情，對於事情的投入程度，對於事物的好奇，樂在其中與盡情忘我的狀態。還有，他們對於事物結構及細節的精準要求，屬於他自己的節奏感與流暢性，實事求是的態度等，都是很值得參考與學習的特質。

雖然亞斯伯格症孩子在社會能力、溝通的發展上，與同年齡孩子相比不甚理想，但這些孩子還是有與人互動的需求及動機。

他們不太能用一般人常用的社交技巧來與其他人互動，但我們依然可以看見他們總是努力在嘗試與人相處。

也許亞斯伯格症孩子會讓一般人覺得他們總是很冷漠地站在一旁觀看，但是，換個方式來思考，他們其實也在靜靜地觀察周圍的事物，只是對於眼前的事物，需要比較多的時間去了解、分析、組織、判斷和統整。

這些孩子相對容易聚焦在一些局部、細微的點上，整合能力也比一般人薄弱許多。然而，他們也十分樂於分享自己擅長的事物，總是能讓人感受到那分熱烈的情感。

沒錯，這些孩子在社會能力、溝通及固著性等諸多地方，皆需要調整，但如果我們願意接納這些孩子原本就存在的特質，讓這些孩子有足夠的時間進行一次又一次的調整、修正，還是有機會能在他們身上看到改變。這一點，我可以保證。在臨床實務上，也都有案例能佐證。

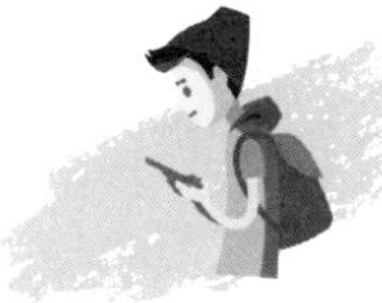

亞斯的手足，也需要愛與關注

——如何兼顧家中其他孩子的需求？

看到餐桌上又是那道萬年魚香茄子，哥哥忍不住抱怨：「為什麼每一餐都在吃魚香茄子？煩不煩啊！」

「你不覺得這道菜酸、甜、香、辣，很有口感嗎？」媽媽說。

「拜託，難吃死了！我知道啦，還不是弟弟愛吃。我不愛吃，為什麼我每次都要陪他一起吃。」

「魚香茄子的營養非常豐富，你現在正值青春期，對你幫助也很大。」

這些話聽在哥哥耳裡，讓他更加反感。

「少來，每次你們都只考慮到弟弟，他愛吃紫色的食物，就準備一堆藍莓、芋頭、葡萄、茄子……煩死了！看到紫色，我就倒胃口。」

說完，哥哥把筷子朝桌上重重一放，就回房裡去了。

對於哥哥最近的脫序表現，爸爸無法諒解。「這孩子到底怎麼了？吃個飯，發什麼脾氣？想吃就吃，不想吃就拉倒！」

這時，弟弟捧著水果保存盒，激動叫著：「媽媽，我的藍莓為什麼少一顆？這裡只有二十三顆。」

爸爸終於失去了耐性，說：「少一顆，到底會怎麼樣？是會死喔？你吃得完二十四顆嗎？」

沒想到弟弟卻開始背起了九九乘法表。

「4×1＝4，4×2＝8，4×3＝12，4×4＝16，4×5＝20，4×6＝24，4×7＝28，4×8＝32，4×9＝36……」

「只是吃個藍莓而已，幹麼背九九乘法？你有完沒完！」哥哥衝出房間，扯著嗓門，情緒激動地對著弟弟咆哮。

哥哥這反應不僅讓爸媽愣住，弟弟也被這突如其來的聲音給嚇了一跳，再度尖叫了起來，還把手上的水果用力往地上一摔，藍莓滾落滿地。

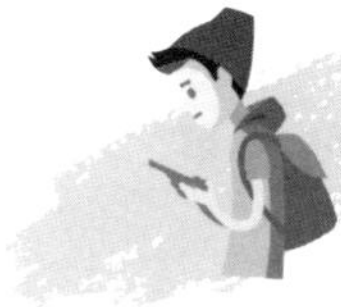

哥哥看了，氣憤地用力踩爛藍莓，汁液噴了滿地。

「我的藍莓！我的藍莓！不要踩我的藍莓！」

弟弟一邊尖叫，一邊用力抓著頭髮。沒想到哥哥卻愈踩愈激動。

媽媽向前試著安撫弟弟，但是弟弟已陷入歇斯底里狀態。他使勁的力量，媽媽根本抓不住。

家中有個亞斯弟弟，就夠爸媽煩躁了。現在，原本表現良好、乖巧的哥哥，竟和弟弟一樣亂發脾氣，哪受得了？

爸爸突然向前用力甩了哥哥一巴掌。

「你這孩子是在幹麼？藍莓不用錢是不是？你在耍什麼脾氣？」爸爸說。

被賞了這巴掌的哥哥激動嘶吼：「這個家，根本容不下我。你們眼中只有弟弟，魚香茄子、藍莓、葡萄，我連芋頭都不如！」

話一說完，哥哥奔回房間，把門重重地一甩，發出「砰」的一聲。

爸爸氣得飯也吃不下了，逕自離開了客廳。徬徨無助的媽媽呆立在一旁，耳邊仍不時傳來弟弟的尖叫聲：「我的藍莓！我的藍莓！還我藍莓……」

意中心理師說亞斯

「亞斯伯格，你不見得了解。但雅詩蘭黛，你卻可能相當熟悉。」

這是我在演講中經常使用的哏。有次，我詢問了現場聽眾，「有使用『雅詩蘭黛』的人，請舉手。」

除了幾位媽媽舉手之外，有位爸爸也舉手了。

我好奇地問他：「雅詩蘭黛怎麼用？」

他的回應竟是：「亞斯，難帶。」

原來，我講了這麼多年的「雅詩蘭黛哏」，竟有如此貼切的雙關語！

「亞斯，難帶。」家中有亞斯孩子的家長，應該有很切身的感受。教養亞斯伯格症孩子不容易，若身在他人都在抱怨的氛圍下，要從容地陪伴亞斯伯格症孩子就更為困難。

那麼，如果家中還有其他孩子呢？

對於亞斯伯格症孩子的手足而言，他們對亞斯伯格症的特質，也常常是茫然、一無所知的。我們不能理所當然地認為這些孩子就應該，或是能馬上清楚了解亞斯伯格症到底是怎麼一回事。畢竟，就連父母、老師都可能對亞斯伯格症還是不甚了

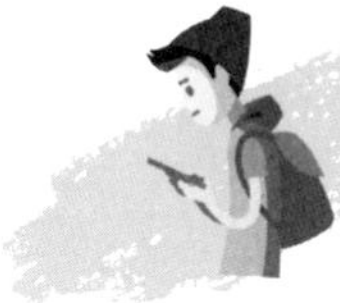

解，何況是家裡的其他孩子。

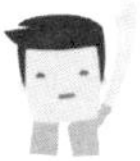

亞斯伯格症教養祕訣

正視亞斯手足的壓力

亞斯伯格症孩子的手足本身也會有壓力，特別是如何告訴同儕，自己的兄弟姊妹有亞斯伯格症。尤其是亞斯伯格症孩子和他們的手足同時就讀同一所學校，或是有同學要到家裡玩等情況，對於手足來說，都是一種不可言喻的沉重負擔。因為，他沒有把握朋友會如何看待自己的亞斯伯格症兄弟姊妹。

亞斯伯格症孩子的手足也需要釋放壓力的機會。

同時，我們也要留意，他們是否因為父母長時間把注意力、心思放在亞斯伯格症孩子身上，而覺得父母偏心？這樣的心情，他們是否能夠釋懷？

家裡的孩子們大部分時間都會相處在一起，很容易看到父母在面對不同孩子時，可能存在的差異。例如，家長們可能對於亞斯伯格症孩子過於寬容，太依著他的需求，讓他想幹麼就幹麼。

同時，他們也會很疑惑，為什麼自己的亞斯伯格症手足總是處於情緒捉摸不定的狀態，甚至容易陷入歇斯底里。

對此，**我們必須去了解，家中的這些孩子，是如何看待其亞斯伯格症兄弟姊妹的。聆聽他們的想法及感受，不要強迫他們去忍受或讓步。**

有些家長也會希望能讓這些孩子有機會接受心理諮商、治療的服務，或讓他們參與亞斯伯格症手足團體。關於這部分資源，都可以進一步向相關醫療院所詢問。

影像範例當參考

關於亞斯伯格症孩子如何與他們的手足相處，可以參考電影《阿蒙正傳》裡，阿蒙的哥哥與阿蒙之間的互動。

電影中，如同許多現實裡的家庭，也存在許多衝突與矛盾，以及生活中的因應與調適問題。其中，哥哥的女友因為無法忍受阿蒙的固著性，而選擇與哥哥分手的故事情節，也十分衝擊人心。

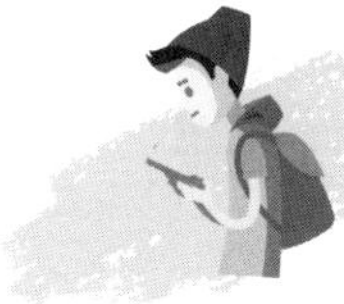

如何面對手足的抱怨？

特殊孩子的手足很容易在成長過程中被忽略。這樣的忽略，來自父母需要花費許多時間、精力與心血在特殊孩子的療育上，因此，落在手足身上的關注自然有限。

有些孩子發現父母花了許多心思在特殊手足身上時，會抱怨為什麼爸媽如此不公平，這樣的反應，可能會讓父母覺得：「這孩子怎麼這麼不貼心、不懂事？他應該知道我已經很疲倦且力不從心了，為什麼在這節骨眼上，還要吃醋、爭寵？」

對此，我經常強調：孩子不說，不等於孩子沒事。

孩子會抱怨都還是好事，這讓我們有機會能聽到他心裡迴盪已久的聲音。

有些孩子心中有委屈，會選擇默默地承受，相較之下，這樣的孩子我更擔心。他們為了不給父母增添困擾，而將自己成長的困惑往心裡擱著，積壓到最後，心中的火山可能就會因按捺不住而噴發。這時也很容易讓父母不知所措，因為過去從沒想過「這孩子有天會變成一座火山」。

切忌理所當然！

對於特殊孩子的手足，很忌諱的一件事，就是將他們的好表現視為理所當然，認為他本來就應該如此。

特殊孩子的父母，容易忽略要去聆聽家中其他一般孩子的內心，例如他如何看待父母對於自己和特殊手足間的不同對待，以及他心裡可能存在的矛盾、疑惑與不解等。

有時，我們太理所當然，誤以為手足會「自然而然」地成長得很好。沒錯，有些孩子固然有良好的課業表現，出現令人讚賞的好行為，或是考上父母心目中的理想學校等，但這些都不能做為我們不去傾聽他內心聲音的藉口。

沒有人喜歡被忽略，也沒有人喜歡父母一切所作所為，都只是為了家中另一位更需要被關注、在發展上有所遲緩或障礙的手足。當父母因特殊手足的表現而欣喜若狂或難過、沮喪時，都會使家裡的一般孩子相當敏感。

有時，孩子要的並不多，他只是希望爸媽也可以看看他，和他說說話，陪陪他。他不見得希望父母陪伴自己的時間，能和特殊手足一樣多；他可能只希望父母能感受到在家裡，仍有他的位置存在。一個看似沒事，其實內心也渴望被關注的存在。那麼，即便內心仍有幾分無奈，他都較能釋懷。

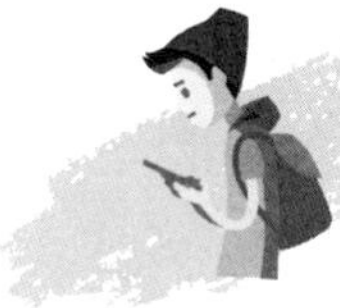

診斷消失，卻仍存在的亞斯

——是否接受特殊教育？要不要轉介？

「什麼『亞斯伯格症』，什麼『特教生』？他明明就是在頂嘴，講話還那麼流暢。犯錯就是犯錯，死不承認，找那麼多理由做什麼？

「千錯萬錯，都是別人的錯，那他呢？大家都親眼看到他做了那些事，他還死鴨子嘴硬，講一大堆歪理，把我們當成是瞎子、傻子啊？」老師激動地說了許多情緒性的字眼。

教室滿地的碎玻璃，老師特別要同學們先別清理，為的就是要讓媽媽知道威威做了什麼好事。

「老師，他雖然講話很流利，但是如果仔細注意，你會發現他其實不太清楚你們要表達的意思是什麼。」

聽到媽媽又在幫孩子找理由，老師非常不以為然。

「我已經講得很清楚了，一切按照校規處理。打破教室的窗戶，就要按照規定賠償，該記警告就記警告，這哪有什麼好聽不懂？你看他那眼神，做錯事情還那一副事不關己的模樣，連正眼都不瞧我。

「媽媽，孩子是不能這樣子教的。你應該讓他承擔一些責任，而不是老為他找理由卸責。這對他以後真的不是好事。

「更何況，出了社會，沒有人會在乎他是不是亞斯伯格症。」

老師說的這些重話不無道理，但是對威威媽來說，「出社會」是以後的事。現在她在乎的是，孩子就讀國中這三年，老師能不能了解威威的身心特質。如果老師無法理解，那麼對孩子來說，這三年將是一場可怕的風暴。不要說以後，就連眼前這三天都不知道該怎麼度過。

媽媽閉上眼，深呼吸了一下，鼓起勇氣問老師：

「請問，老師了解『亞斯伯格症』嗎？」

要說出這句話，媽媽在心裡面掙扎了很久。因為很怕得罪老師，萬一牽連孩子

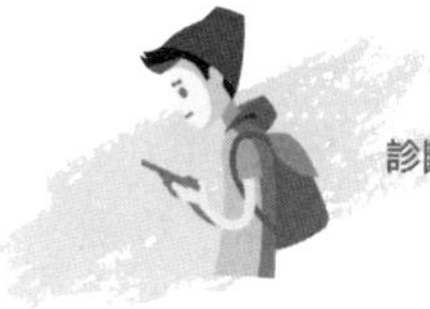

就不好了。

「我當然聽過啊！我們每年的特教研習，都規定至少要有三小時的研習時數。當然啦，每次討論的特殊學生不見得都是亞斯伯格症就是了！」

「那，老師懂得如何和他們相處嗎？」

媽媽這問題，問得老師挺尷尬。

「相處啊……就我知道，他們是不好相處啦！」

「重點在於，老師是否懂得如何跟他們相處？」媽媽又再問了一次。

「這一點倒是沒錯。」老師支支吾吾了好陣子，其實心裡也滿心虛的。

「唉唷！幹麼問那麼多，反正還是那句話啦，以我做老師的立場，就是要讓孩子懂得為自己的行為負責。不管他是正常孩子，還是亞斯伯格症孩子，一切都要為自己負責就對了啦。還有，對亞斯伯格症了不了解，媽媽該去問資源班老師，怎麼來問我呢？」

這些日子以來，媽媽每次和老師溝通，兩人都像兩條沒有交集的平行線。現在，聽到老師這麼說，媽媽心裡更是涼了一截。

意中心理師說亞斯

亞斯伯格症孩子很容易被認定是因為被父母寵壞而過度自我中心，想怎麼做就怎麼做，無法聽進別人的意見，或太自以為是等。他們常讓老師感到頭痛的事情，包括人際上很容易與其他同學產生衝突，上課的配合度相對較差等；特別是當老師上課的內容，不是他所感興趣的科目，更容易讓他變得「想做什麼就做什麼」。

亞斯伯格症孩子在班上的情緒容易焦慮，且相對不穩定。他們容易對敏感的事物產生浮躁的情緒，甚至衍生激烈的情緒反應。因此，學校老師及同學們常常得面臨亞斯伯格症孩子自己制定的規矩，更須特別留意，避免誤觸其地雷。

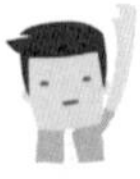

亞斯伯格症教養祕訣

孩子是否為特殊教育學生，誰決定？

即便孩子取得了ＡＳＤ的醫療診斷，是否參與「特殊教育學生」的資格鑑定，

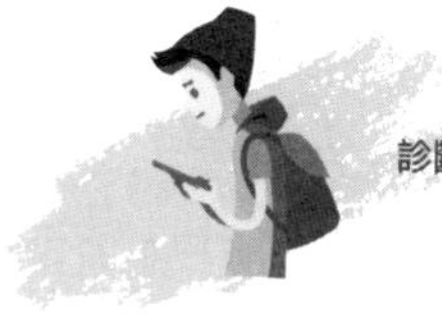

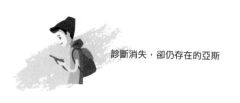

仍取決於父母的態度及意願。班級導師無法自行決定，當然，也不能做第一時間的拒絕。

家長針對申請鑑定所需要的資料，繳交相關醫檢證明後，老師可以再針對自己的觀察提出說明。

至於最後孩子是否獲得特教身分，仍要由「鑑定及就學輔導會」（簡稱鑑輔會）的委員做最後定奪。

切勿妄自診斷

與家長進行溝通時，特別是關於就診這件事，建議班級導師可以同時運用行政資源，例如請輔導室主任、特教組組長、資源班老師等人員共同參與溝通。讓家長了解，當下所要溝通的，並非只是導師和家長之間的事情，而是屬於大家共同關注的議題。

特別要提醒老師們，**如果孩子尚未前往醫院接受診斷，請先不要預設立場，或自行判斷後就直接告訴家長，孩子可能出現的障礙。**

當然，也不需要跟家長談到孩子是否要使用藥物（亞斯伯格症的核心問題，也非靠藥物做為主要的介入方式）。

再次強調，在孩子到醫療院所接受診斷之前，建議老師先不要貿然向家長告知他的孩子有亞斯伯格症。因為診斷這件事情，在醫療上，只有醫師可以告知。而在特教部分，只有鑑輔會的委員才可以下判斷。

是否需要「轉介」？

老師可以把孩子在班上的實際狀況告訴家長，具體敘述平時所觀察到的現象，並說明自己在面對這些現象時，採取了怎樣的處理方式。

這一點，關係到班級經營的處理。

清楚地讓家長了解，校方已經很努力了，但是孩子的問題依然沒有改善；學校擔心的是孩子未來在班級裡的適應能力，以及校園學習中可能產生的一些後果。

老師可以先聽聽家長對於這些狀況有什麼看法，是否有具體的建議等。同時，也讓家長了解，進一步尋求醫療院所的專業協助，是為了釐清問題，避免錯過協助孩子的關鍵時刻。

若班級導師已在第一時間將孩子在教室裡的狀況告訴家長，同時也嘗試採取一些班級經營技巧去因應，並委請資源班老師或輔導室老師協助觀察。那麼，導師已經做到應盡的責任。

若上述這些處理超出了老師在班級經營上所能負荷，就需要進一步進行所謂「轉介」：轉給下一位相關專業人士，如醫師、心理師等，以做進一步的處理。

至於孩子本身是否具備亞斯伯格症的身分及特質，這部分就交由醫療人員來做決定。專業的判斷仍需要精神科醫師、兒童心智科醫師、臨床心理師等來做鑑別。

有時，家長會向老師反映，孩子在家裡並沒有出現什麼問題。那麼，老師可以建議家長在家中對孩子提出類似老師的要求，或製造類似的情境，以進一步觀察孩子的表現是否有所不同。

特殊教育，需要被合理看待

——認識資源班，給予孩子正確的協助

導師睥睨的眼神，穿過滑至鼻梁的鏡框上緣，投向阿哲的爸媽。

他一直不解，這孩子到底有什麼地方需要特別「被幫忙」。

「現在父母真的是過度保護孩子，老愛拿著這些診斷當作擋箭牌。每次社會上發生了什麼事件，就有人跳出來，說他有亞斯伯格症、躁鬱症，不然就是什麼思覺失調症。好像只要拿出這些證明，就不需要負任何責任似的。再不然，就是無限上綱，一下要求這項權利，一下索討那項福利的。我真無法接受這些不公平的對待。」

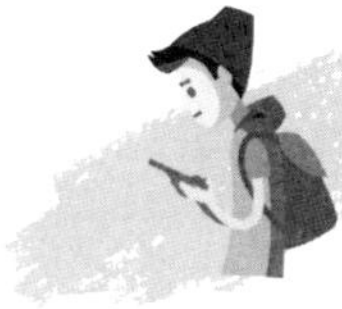

導師心裡的ＯＳ像跑馬燈般，不時來回閃現。

資源班老師語氣微弱，問：「不曉得導師對於調整阿哲的考試、評量、作業內容，有沒有什麼意見？」當然，她早已感受到導師的強勢，以及對於特教的不以為然。

導師沒有立即回應資源班老師的詢問，仍然板著臉，露出深深的法令紋望著現場每一個人。

「請問導師，您有沒有一些想法？」資源班老師特別用「您」這個字，慎重地再問了一次。

「我怎麼敢有想法？你們不是老愛談什麼『個別化教育計畫』、『特殊教育法』？反正一切還不都是你們說了算。」

導師這句話說得很酸，聽在阿哲爸媽的耳裡，很是不舒服。

「秦老師，如果你有什麼意見，請你現在說出來。我很不希望開會時，你有意見不講，會後卻和其他同學家長在背後冷言冷語，說我們『耍特權』，阿哲是『媽寶』、『爸寶』……這讓我覺得很不受尊重。」阿哲媽媽面色凝重地說。

「既然你們想聽我的意見，我就直說了。阿哲根本不需要什麼特別的權利，他就只是不能被人要求，玻璃心、抗壓性差而已。如果現在一味地順著他，請問等他出了社會，有誰會配合他？我們現在通融成這樣，不是在害他嗎？」導師起身，「教室裡還有很多學生要照顧，我沒有那麼多美國時間瞎耗在這裡。」

話一說完，導師就逕自走出資源班教室，留下錯愕的阿哲爸媽和資源班老師。

意中心理師說亞斯

老師與孩子同時出現固著性，就像黑羊與白羊在獨木橋上的相遇，誰也不讓誰。孩子的狀況，需要家長、老師一起進行溝通。討論的重點，在於老師是否對亞斯伯格症孩子的特質有清楚的認識與了解。同時，也需要思考老師的做法是否適當。

若孩子不具備特殊教育學生身分，老師很容易會認為孩子的狀況，單純是因為家庭管教上出了問題，而將亞斯伯格症孩子的問題視為一般孩子的問題，以同一標準去看待與處理。

一旦亞斯伯格症孩子的特質無法被好好理解，或遭到忽視，班上老師、同學和相關行政人員對該孩子缺乏基本的認識，將造成雙方在互動與相處上，不時誤踩地

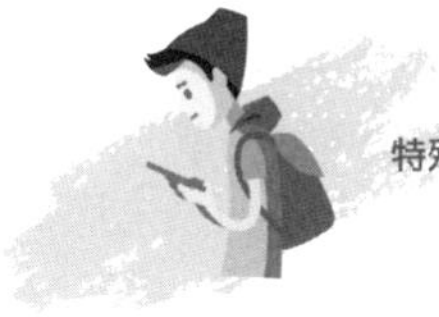

雷，甚而點燃亞斯伯格症孩子的情緒爆點，引發他們陷入歇斯底里的狀態。

亞斯伯格症教養祕訣

具體詳列孩子的隱性需求

亞斯伯格症孩子的需求，像忍者般，容易讓旁人看不出它的存在。他們的需求，不像聽障、視障、肢體障礙孩子那麼明顯、容易讓別人了解。

對於肢體障礙的孩子，一般人較能了解他們需要的輔助，例如電梯、輪椅、擺位椅、站立架、斜坡等。我們不會要求這些孩子在上體育課的時候，也要跟其他同學一樣跑操場、做伏地挺身或交互蹲跳。進行籃球練習時，這些孩子也可以坐在輪椅上當裁判，或在輪椅上做簡單的投籃動作。我們會試著讓他們在課堂中參與、融入，因為我們知道他們的需求。

但是，面對亞斯伯格症孩子，我們看到的常常是他的特質，或一般人所謂的「問題」，而沒有辦法清楚掌握他們的需求到底是什麼。

亞斯伯格症孩子所需要的協助，和多數肢體障礙孩子所需要的設備、輔具相比，是相對隱性的。有時，甚至需要我們去改變想法、調整對待他們的方式，然而，這對許多父母、老師、同學來說是困難的。

這裡強調的，是亞斯伯格症孩子的需求。

「需求」，是需要被滿足的，這是他們的特殊需要，而不是他們在耍特權。

建議從溝通、社會互動、固著性、刻板的興趣與活動等方面，去思考這些孩子有怎樣的需求。並將這些需求逐一條列下來，接著再來思考：這些年，我們為他滿足了多少？

以溝通來說，有些孩子需要視覺線索的提醒，例如文字，這有助於提升他們的理解能力。他們需要很具體、明確的敘述，例如人、事、時、地、物的充分描述；也需要我們放慢說話的速度，適時停頓，讓他們有時間去思考、消化我們所說的話和提出的問題。

此外，也請不要強迫亞斯伯格症孩子在跟我們說話時，眼睛一定要看著我們，他們需要時間去慢慢適應。眼神的接觸、身體距離的靠近等，都可能在他們身上產生一些焦慮的反應與情緒。

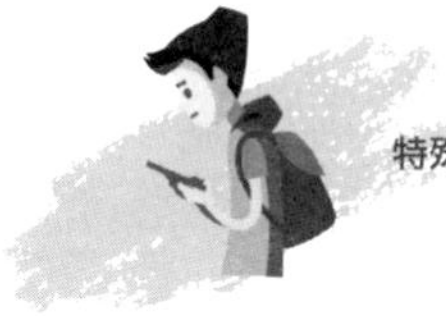

同理孩子的矛盾與兩難

多數人都不希望別人對自己投以異樣眼光，亞斯伯格症孩子也是。他們也希望可以和大家一樣，做一樣的事，上一樣的課，參與一樣的活動。在這種「和他人一樣」的氛圍中，較能讓他們感到舒適且安全。

然而，十分矛盾的是，儘管亞斯伯格症孩子期待自己能和大家一樣，但在現實中，他們又需要特殊教育的協助。

孩子希望在班上能跟其他同學一樣，寫同一份考卷，上一樣的課。但殘酷且現實的是，原班級的評量、考卷，又和他們的實際理解程度有明顯落差。而若考資源班的考卷，又得顧慮是否會招來同學異樣的眼光。

對於身心障礙孩子，確實有必要針對其特殊需求，給予特殊的服務或協助。例如國語、數學等學科，若具備特殊教育學生身分的孩子無法跟上原班級的進度，則可以視情況進行課程的抽離或外加，到資源班接受補救教學的協助。或者，透過小團體輔導，協助孩子提升社交技巧。

「和其他同學不一樣」，總會讓有些孩子心中存在著疙瘩，因而對一些就診機會或特教服務產生排斥的心情，能逃避就逃避。因此，在有些轉銜階段（如：小六升國一、國三升高一），有些孩子會覺得自己的問題已經解決了，不需要再回醫院就診，或是認為自己沒有必要再到資源班或輔導室上課。

當然，如果孩子的情況真如他所說，「問題解決了」，當然就不需要給予特別的協助。但是，如果問題依然存在呢？

這時，我們需要引導孩子去思考，自己是否仍存在著特殊需求，例如課程、考試、評量、作業、上課方式的調整等。

如果孩子也認為自己有這樣的需求，便需要進一步讓他知道，依照相關法規，若要獲得特殊需求的協助，他需要具備特殊學生的身分。也就是說，即使進入不同階段，仍有必要再次回到醫療院所，接受相關的醫學檢查、評估、追蹤或診斷，或在輔導室接受一段時間的相關服務。

不過，無論如何，我們還是要去理解孩子的那分擔心與顧慮，他們有這些感受是很自然的。

特教權利的多層保障

每個人與生俱來的特質各不相同，我們需要以友善的態度及眼光，去看待我們

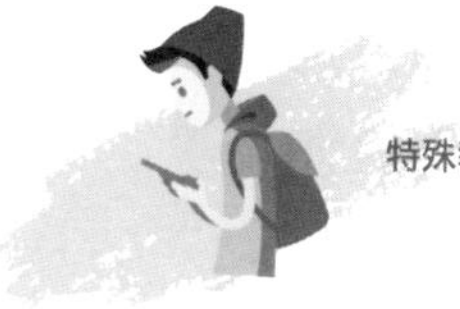

生活周遭的事物。因此，我們也要陪著孩子，慢慢對特教身分建立起合理的看法。

亞斯伯格症孩子的父母，有時會出現這樣的疑惑：為孩子取得自閉症特教身分，對於孩子在適應校園生活，轉銜到下個求學階段等，有何幫助？甚至因而在心裡掙扎，猶豫著是否要幫孩子提報特殊教育學生的資格鑑定。

對此，我的看法是，**考量孩子的實際特教需求，若能多一個特殊教育學生的身分，孩子的受教育權利就能多一分保障。**

我經常強調，校園裡最熟悉特殊學生的老師，主要是資源班老師及特教班老師。因此，若孩子取得特教資格，將有較多機會在學校被合理地對待。（當然，這是最理想的狀態，也是我們期待能達到的目標。）

了解資源班的性質與服務內容

「資源班，資源班，資源回收班！資源回收的時間到了！」

在國小、國中校園裡，有些調皮、愛嘲諷、缺乏同理心或無法感受別人心情的孩子，很容易開起這種一點都不好玩的玩笑，使得要到資源班的特殊需求孩子感到很受傷。

根據特殊教育法施行細則第5條：

> 「本法第十一條第一項第二款所定分散式資源班，指學生在普通班就讀，部分時間接受特殊教育及相關服務。」

有些孩子會以外加的方式，在早自習、午休或課後的時間接受服務；有些則是採取抽離的方式，例如抽離數學、國語課的一部分或全部時間，改到資源班上課。這些孩子可能會因為少了一些能和原班同學相處的時間，而變得有點像一個班級裡的「客人」，彼此有些生疏。

但是，請記得，接受資源班服務，是因為他們有自己的特殊需求。**這樣的特殊需求，就和多數孩子都需要被愛、被關懷、被鼓勵，需要吃飯、睡覺一樣，只是不同孩子的需求，會因身心特質不同而有所差異：**有些小朋友需要進行學科補救；有些小朋友需要額外訓練人際社交技巧；有些小朋友則需要提升專注力或情緒管理的能力。

亞斯伯格症孩子心裡也在調適，他也希望可以和大家一起在原班上課。每一次要離開教室，多少都會讓他們感到有些尷尬、不自在。畢竟，沒有人會想被投以異樣眼光，或是被以不友善的負面方式對待。

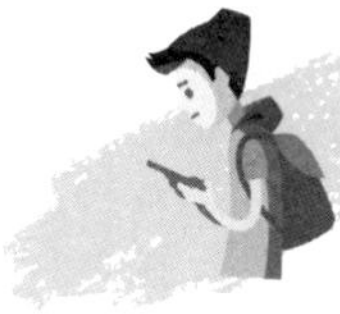

因此，無論是師長或學生，當有特殊需求的孩子到資源班時，都請不要笑他們。我們都應移除偏見與無知，尊重每個人的不同需求；以開放的心胸，接納彼此的不同。

請以自然的眼光和態度，去看待他們離開教室、接受資源班服務這件事。在那裡，他們可以獲得符合其身心特質的服務。那裡是學校裡最熟悉、最能充分了解他們的角落，一方美麗的天地。

合理看待資源班的服務

以下要談談亞斯伯格症孩子接受分散式資源班的協助（無論是抽離或外加），孩子及家長可能存在的想法、感受以及行為反應。

有些孩子在資源班課程的參與上，是採取從原班抽離的方式。因此，被抽離的孩子時常得面對同儕的提問、異樣眼光，或過度的關心。

有時，同學們不經意問起：「你去上什麼課？」「什麼是資源班？」「你為什麼要上那種課？」「為什麼我們不用上？是不是有問題的人才要去上？」「上資源班的人是不是都……」都可能讓他們感到不堪。

有些孩子對於「資源班」三個字過度敏感，甚至持有負面的解釋，他們會對於前往資源班有所遲疑或逃避。甚至，抗拒前往資源班上課的，也大有人在。

孩子是否需要接受資源班服務，如同前面所說，請從孩子的身心特質是否有需求來切入。

如果有，那麼孩子在取得協助的過程中，是不應被汙名化、被歧視的。

如果接受資源班的服務是孩子的需求，那麼，我們就要讓孩子了解、接納自己，以合理的方式來看待特教服務。

同時，也可以讓孩子知道，當他原先的需求因特教服務而獲得改善或降低時，後續參與資源班的時間、頻率，以及上課的模式也將會有所調整。

對於「資源班」、「潛能班」、「學習中心」等各種名稱不同，但資源相似的特教課程服務，我們大人如何解釋，以及抱持怎樣的態度，也將影響孩子看待的方式。

請了解，孩子到資源班，不是因為他在原班裡惹麻煩，而是他有這個需要。

和孩子一起接納他的特質，看見他的需求。同時，尋求應有的協助，這才是適切的安排。

期待我們的孩子都能有勇氣、理直氣壯地說：「我有這個需要，所以我樂於到資源班上課。不是因為我有什麼問題，也請別強調我有什麼缺陷。」

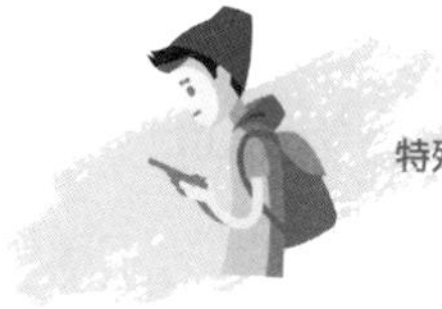

「亞斯伯格症」診斷名稱被取消，有何影響？

與亞斯伯格症相比，自閉症所獲得的資源要來得相對豐富。無論是相關醫療及重大傷病補助，以身心障礙證明、手冊取得社會福利補助，或是特殊教育資源等服務。

在DSM－5的新診斷標準通過之後，亞斯伯格症孩子的權益更是明顯地被壓縮。

「亞斯伯格症」診斷名稱的取消，影響最大的族群，莫過於近年才前往醫療院所接受評估與診斷，伴隨亞斯伯格症特質，但嚴重程度未達DSM－5中關於ASD診斷標準的孩子。

雖然未達診斷標準，但是孩子的問題（特質）依然存在。[註] 在無法取得相關診斷的情況下，這些孩子的權利將受到影響。

除了無法像自閉症孩子一樣，申請身心障礙證明、手冊，以獲得該有的社會福利補助之外，也連帶影響到這些孩子在校園裡申請特殊教育學生身分時的鑑定流程。

註　先前在DSM－IV已經取得亞斯伯格症診斷之患者，仍然視為ASD。

無法順利取得ＡＳＤ的醫療診斷，意味著在特教鑑定的過程中，缺乏有效的醫學檢查資料能佐證，也就較難通過鑑輔會的鑑定，取得特教身分。而後續的相關特教服務，例如資源班、相關專業團隊的服務，以及身心障礙學生的特殊升學管道等權益，也都可能受到影響。

當亞斯合併其他障礙

——亞斯的共病與鑑別

「媽媽，小堅他總是想幹麼就幹麼，不是上課站起來走動，就是老問一些重複的問題。也不管老師在上什麼課，都沒專心在聽。」老師說。

面對老師的這些抱怨，小堅媽媽一時不知道該如何是好。畢竟發生地點在教室而不是家裡，遠水救不了近火。

其實，老師提出的這些問題，小堅在家時也會出現。媽媽也一直懷疑小堅的專注力到底有沒有問題。不同的是，在家裡，小堅能在他感興趣的模型組裝中，保持安靜很長一段時間。只要不去打斷他，他就會將作品進行到一個段落才會停止。

「而且，小堅很容易衝動，只要同學講一句讓他不高興的話，或是動了他的東西，他就會像火山一樣爆發。」老師繼續說：「關於他的情緒問題，媽媽也要注意一下。」

聽到老師連珠炮似的抱怨，媽媽心裡已經浮現孩子在教室裡坐不住、上課不專心的畫面。

媽媽決定到醫院找醫師會談。

過程中，媽媽提出老師說到的狀況，還有小堅在家時出現的一些固著性，以及社交上等問題。醫師沒有多說什麼，很快就給予小堅「亞斯伯格症」及「注意力缺陷過動症」（Attention Deficit Hyperactivity Disorder，簡稱ＡＤＨＤ）的診斷。

這樣的雙重診斷結果，讓媽媽傻眼了。

她心想，光是亞斯伯格症，就夠家人和學校老師焦頭爛額了，現在又多了個注意力缺陷過動症。兩者相乘，可想而知，老師們遲早會豎起白旗啊！

媽媽很擔心，老師會不會認為自己沒有能力去面對小堅這樣的孩子，而無所作為，甚至將責任全推給醫療，期待由醫師、心理師來解決……

意中心理師說亞斯

亞斯伯格症孩子掌握情境的能力薄弱，或自我意識太過於強烈，容易太投入在自己所感興趣的事情，而無法遵守課堂上老師的要求與規定。這時，孩子容易在課堂上離開座位，去做自己想做的事情，而無法專心參與課堂內容。

當亞斯伯格症孩子對於情境的掌握感覺陌生時，他的焦慮就很容易被喚起，進而呈現不知所措的樣子。他們因這分不安、焦慮而表現出來的躁動、激烈情緒反應，容易被視為一種衝動，甚至造成一些人際衝突。

在演講中，我經常被問到的一件事情是：「我的孩子同時被診斷為亞斯伯格症和注意力缺陷過動症，該怎麼辦？」

面對這樣的提問，我通常不會急於立刻提供處理策略，而是先進一步確認該釐清的事項。

一般來說，**注意力缺陷過動症被懷疑是亞斯伯格症的機率較低；亞斯伯格症同時被認為伴隨注意力缺陷過動症的機率，則相對高了許多。**若是兩者實際只存在其中一種的話，那麼，孩子是亞斯伯格症的機率會比較高。

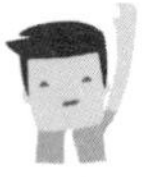

亞斯伯格症教養祕訣

亞斯伯格症與ADHD的關鍵鑑別指標

• 核心問題的差異

過動兒和亞斯兒，兩者的核心問題截然不同：ADHD的主要核心問題是自我控制；亞斯伯格症的核心問題，則是在非語言溝通及社會互動方面，加上他們的固著行為與思考模式，容易讓人對他們持有怪異的刻板印象。

亞斯兒在語言發展、學科表現上，沒有明顯的問題，但是他們在人際互動中需使用的語言部分，則相對薄弱許多。

• 待加強處的差異

「過動兒問你問題，主要不是為了想得到答案。亞斯兒在回答你的問題時，不見得是你要的重點。」這句話有些拗口，卻也真實反映了這兩類孩子在特質上的差異。

過動兒問話時，常是出於衝動。因此，對方的答案是什麼，對他來說並不是重

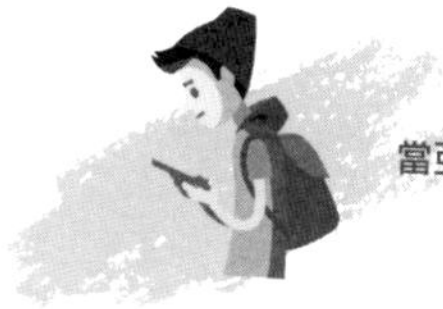

點。至於亞斯兒，則是受限於他的理解能力，因此容易答非所問。

過動兒要加強的是自我覺察，以及衝動方面的自我控制。亞斯兒要加強的，則是對於人際互動的理解能力。

・亞斯兒無從決定、易焦慮；過動兒到處亂跑、易衝動

日常生活中有許多選擇，當孩子在進行選擇的時候，如果可以考量自己的特質，將能迴避不必要的自我衝突與壓力。

當過動兒處在相對自由、無人管的情境下，容易因為自我控制能力不甚理想而四處亂跑，未經允許就任意碰觸物品，或是無法好好完成當下應該要做的事情。

至於亞斯兒，則是容易因選擇太多而無所適從。尤其是在無法好好決定的狀態下，又有旁人的催促，更容易喚起他的焦慮，使得當下要做的事情因此被擱置。

・亞斯兒打破砂鍋問到底；過動兒因為衝動打破砂鍋

過動兒最常讓家長頭痛的是，他們的衝動容易在生活中帶來很大的干擾，例如一個不小心，就會把廚房裡的砂鍋打破。

而亞斯兒對於他感興趣的切身話題，則是一定會把問題問得很透澈。當然，這種非問到答案不可的態度很值得稱許，只是有時也會讓對方招架不住。

被亞斯兒提問時，不用太擔心，必要時，也可以來個回馬槍、反問回去。人與人的溝通，本來就是一來一往構成的。此外，我們也可以透過孩子的提問，進一步去了解他的興趣和想法。

・面對新刺激的應對差異

在新的刺激與情境方面，通常過動兒會很興奮地想靠近，調適上也相對容易。亞斯兒面對新的情境時，則容易焦慮。主要原因是，新的情境存在許多不確定性與變數，而這往往是造成他們焦慮的來源。

・專注力的差異

觀察一下，孩子專注其中的事物裡，除了３Ｃ之外，是否還能參與或完成其他特定事物。也就是說，他的專注力是否能在特定活動中，維持一段時間。

關於專注力，通常對過動兒而言是相對困難的。

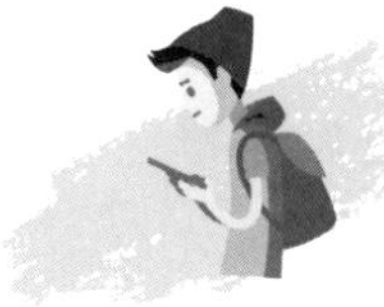

亞斯兒則容易陷入全有／全無的局面：在面對他感興趣的事物時，會加倍投入。相反地，若是他們不感興趣的事物，則可能不願參與其中，或者忽略大人希望他注意的事物。也因此，亞斯兒容易被老師誤解，認為「這個孩子上課不專心」。

共病——亞斯伯格症＋ＡＤＨＤ

當然，孩子仍有可能同時具備兩種疾病，即所謂「共病」，例如同時有ＡＤＨＤ和亞斯伯格症。

對此，我們需要將ＡＤＨＤ和亞斯伯格症清楚地釐清、鑑別，以進行後續的因應。若把這兩個類型混淆在一起，患者與家屬都將面臨很大的衝突與困惑，因為不同的障礙類別，在互動以及介入上，會有很大的不同。

醫師若能向家長清楚說明，孩子在診斷上同時具備這兩種障礙的細節，以及符合診斷標準之處，家長將得以有遵循的方向。

對於疾病的診斷與鑑別，建議家長們和孩子原就診的醫師仔細溝通和討論，釐清孩子實際的身心特質，以便後續進行協助與介入。

‧藥物介入須知

ADHD的核心問題——自我控制，可以透過藥物得到適度的改善（例如利他能、專司達、思銳等），幫助孩子在學習上維持適度的專注力，並控制其活動量及衝動症狀，讓孩子在人際及社交互動、情緒管理等方面，有機會習得更為細緻的能力。

亞斯伯格症的核心問題則沒有藥物可以進行改善。通常亞斯伯格症患者所服用藥物，主要目的在於減緩患者的焦慮。若孩子因服用藥物而產生噁心、心悸、想吐、腸胃不適等副作用，則須特別留意這些副作用可能為孩子帶來的情緒影響。

關於孩子是否需要透過藥物介入，以及服用藥物的相關細節（如藥物內容、藥物作用及副作用等），建議與原就診的兒童精神科或兒童心智科醫師詳細討論。

究竟是自閉症，還是亞斯伯格症？

亞斯伯格症現已納入自閉症譜系障礙的光譜之中。區分孩子是自閉症或亞斯伯格症，雖然意義不大，但也不失為一種了解孩子身心特質、表現及能力的方式。

區分自閉症與亞斯伯格症，也能讓我們重新調整對孩子在各方面的期待，例如理解能力、學科能力或目標等。同時，也能做為要將孩子安置於特教班、資源班或

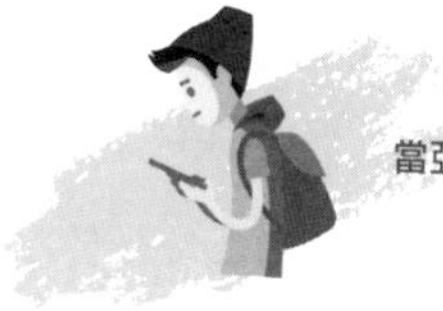

普通班的考量標準。

我們可以把孩子視為一道光譜，並觀察孩子落在光譜的哪一端。例如，假設泛自閉症光譜從數值零至一，代表極輕微至極嚴重，那麼，孩子是落在靠近零的〇・二四、〇・三六，趨於中間的〇・五七，或是靠近一的〇・七九、〇・八八。

若從自閉症與亞斯伯格症的核心問題來區分，亞斯伯格症孩子的語言發展，明顯比自閉症孩子優異許多。在認知程度上，也是如此。

我經常以這樣的方式，做為自閉症與亞斯伯格症的鑑別判斷指標：在老師未針對任何考試、評量、作業、分數進行調整的前提下，如果孩子的國語、英文、數學、社會、自然等學科表現，仍能維持在一般水準以上，那麼這類型的孩子往往以亞斯伯格症居多。

此外，如果孩子有流暢的語言表達能力，智力測驗分數也落在一般水準以上，那麼孩子為亞斯伯格症的可能性也較高。

亞斯伯格症與選擇性緘默症的鑑別指標

亞斯伯格症的孩子有時也會被誤認為「選擇性緘默症」。

選擇性緘默症的核心問題是，孩子在家裡說話沒有問題，但是在其他應該開口說話的情境中（例如班級裡），他們會因為焦慮而無法順利開口。

雖然有些亞斯伯格症孩子也會像選擇性緘默症一樣，不開口說話，但這並不代表孩子就是選擇性緘默症。

・社會能力

選擇性緘默症孩子在社會能力上的障礙，不像亞斯伯格症那麼明顯；他依然能察言觀色，懂得觀察對方的眼神、臉部表情、肢體動作及行為舉止所要傳達的社會性線索。而亞斯兒在社會線索上，則容易發生誤解的現象。

・興趣、嗜好的固著性

雖然有些選擇性緘默症孩子也有固執性格，但是在興趣、嗜好與活動上，較沒有亞斯伯格症那麼明顯的固著性，也較不會出現刻板、侷限或重複的行為。他們依然可以與同儕互動，遊戲時也有一定的水準與反應，只是過程中容易維持緘默、不說話。

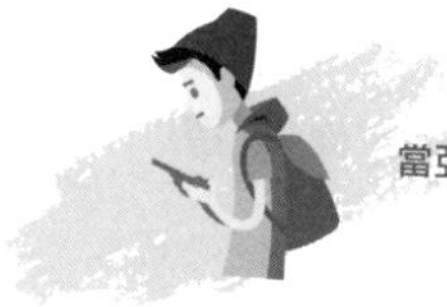

亞斯伯格症孩子的社會能力及固著性問題，很明顯是跨情境的。無論是在家裡、學校、安親班，或是在戶外，他們所顯現出來的模式都是相當類似的。

亞斯伯格症孩子對於自己感興趣的話題多半能侃侃而談，且說出來的內容極為豐富，但有時說話音量會不自覺地過大，或是不管對方是否願意聽或聽不聽得懂。這一點很明顯不會出現在選擇性緘默症的孩子身上。

・情緒反應

亞斯伯格症孩子容易讓周圍的人覺得怪異，其情緒反應也容易讓人無法招架；選擇性緘默症孩子則讓人因為他的沉默不語而感到好奇，同時，也容易被人忽略其壓抑的情緒。

當亞斯遇上過動兒

——團體活動裡的眉眉角角

資源班的阿雅、阿村兩位老師，為了團體課程的組成，感到相當頭痛與苦惱。

「你確定要讓小芳參加這個團體嗎？」該團體裡有許多孩子都是過動兒，阿雅老師無法想像亞斯伯格症的小芳要加入這樣的團體。

阿村老師不知道阿雅老師在煩惱什麼，「哪有那麼嚴重？」他說。

「當然，你沒聽過『螃蟹不能配柿子，亞斯不能配過動』嗎？」阿雅老師說，普通班裡有一個亞斯兒跟一個過動兒，老師都會變成「大囟班」老師了，何況這團體裡有七、八位過動兒。把小芳放進這樣的團體，簡直像一隻受傷的兔子落到飢餓已久的狼群中。「我看，你還是說服一下家長吧！」

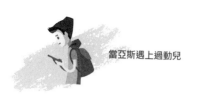

阿村老師也莫可奈何。「目前整個資源班或輔導室團體課程的組成結構就是如此，總是過動的比例高於亞斯啊。」

「可是——在這樣的團體裡，單單處理亞斯兒和過動兒的衝突，就要花上大量心力。更別說要去完成我們的團體目標了。」

「沒辦法，目前也只能且戰且走了。」阿村老師說。「畢竟，要提升亞斯兒的人際關係和社交技巧，直接進入團體裡還是最實在的方法。一對一的課程都只是紙上談兵，光用想像的，孩子還是很難進入狀況。」

「也許讓這孩子上幾次課，踩個幾次地雷，她就會舉白旗想退出了？」

「不要說小芳會受傷，帶團體的我都可能先傷痕累累……」

「那……要不要多找兩、三個亞斯伯格症孩子加入團體？讓亞斯兒跟過動兒的比例接近一些，或許可以稍稍緩解緊張的氣氛。」

「這似乎是可行的做法哦！我發現亞斯兒之間還滿能一起相處的，比較容易成為生命共同體。」

「哈哈，難道這是一場亞斯兒對抗過動兒的戰爭嗎？」

說完，兩位老師相視苦笑。

意中心理師說亞斯

「誤解」，總是容易發生在亞斯伯格症孩子身上。無論是被誤解，或者是誤解他人。

亞斯伯格症孩子外表看似一般孩子，沒有明顯的異樣，有時甚至會因為表現勝過其他孩子，而讓人認為他們不需要什麼特別的對待。不過，與其說「特別對待」，不如說是「合理對待」。

這些孩子要的並不是特權，而是一種考量他的身心特質後，所給予的合理互動方式。

人與人互動時，會尋找頻道相近的同儕，好讓彼此有一些共同的話題和興趣。「你懂我在說什麼，我知道你在聊什麼。」這對亞斯伯格症孩子來說，也是非常重要的。

我們可以讓孩子知道，只要遇見對的人，他的語言、認知、心情還是有機會被了解的。

亞斯伯格症教養祕訣

透過錄影，練習自我覺察

我們總是容易將問題歸咎於他人，甚至像拿著一把尺去丈量對方的表現，以進行糾正和除錯，而忽略了自己的行為表現。

孩子也是，有時他們觀察他人行為的仔細程度，勝過對自己行為模式的了解。

我常在想，孩子對於他自己的行為是否夠了解？

如果孩子腦中不存在任何關於自己行為的畫面，就很難對他的行為舉止、說話模式有清楚的覺察。如果孩子又因失去自我控制的能力，而出現衝動行為，那麼，在「自我覺察能力薄弱」及「衝動行為」的藤原效應加持下，其行為表現將更難以讓他人接受。

關於自我覺察的訓練，我們可以運用手機錄影的方式，讓孩子加以練習。

我們可以事先告知孩子，將會透過錄影的方式，讓他看看自己的行為表現。或許有人會問：「偷偷錄，不是比較自然、比較好嗎？」但我仍建議明確告訴孩子，我們進行這件事的目的，以免喚起孩子強烈的負向情緒，讓他覺得不被尊重，甚至對我們產生質疑，瓦解了彼此的信任感。

錄影不是為了做為孩子不適當行為表現之證據（或處罰的依據），也不表示他有多糟糕。錄影，是為了像行車記錄器般，客觀地將孩子的行為記錄下來。以下列出幾點關於錄影的注意事項：

- 每次錄影的時間不需太長，建議每段約錄兩分鐘即可。錄完即反覆播放給孩子看。
- 觀看過程中，在孩子有良好的行為表現時，按下暫停，讓孩子加深印象，並在腦中留下畫面。
- 若出現有待改善之處，便和孩子一起討論可以如何調整。

團體裡的影像覺察練習

前述的錄影練習，也很適合運用在團體裡。錄影前，依然要先告知孩子，並特別強調，錄影目的是為了做為自我覺察練習，內容也只限團體中的成員觀看。

建議不要使用負面說明，例如，錄影內容「不會」給老師、家長看，「不會」

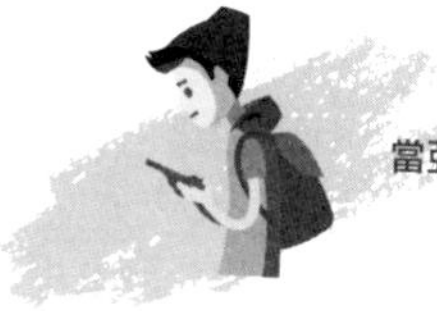

放在網路上等，以免孩子將重點聚焦在這些負面字眼上。

接著，請其中一個孩子朗讀繪本，其他孩子在旁聆聽。在朗讀的過程中，不同的孩子可能會開始出現不同的行為表現，例如無聊摳手、碰觸別人、躺在地上、望著天花板發呆、講話或挖鼻孔等。

錄完之後，再讓孩子仔細觀看錄影內容。請特別提醒孩子，只要注意影片中的自己就好，因為在實務上，孩子往往會注意別人勝過看到自己。

看過幾次影片之後，再進行一次朗讀活動，並引導孩子修正自己的行為表現。

透過錄影的方式，讓孩子練習在腦海中，對自己的行為產生畫面。有畫面，就有覺察能力；有覺察能力，孩子就比較容易進行行為的修正與調整。

出席時間的判斷

當亞斯伯格症和ADHD參與同一個團體，有哪些細節需要注意呢？

以團體活動的出席時間來說，孩子如果能夠按照規定準時出席，當然是最好的。例如，活動時間定在上午七點五十分的早自習時間，那麼孩子們的最佳抵達時間，就是七點五十分。

不過，團體活動中，有些孩子會提前抵達。這樣的情況下，如果帶領的老師已經在教室現場，倒還算單純，但如果時間未到，老師也尚未抵達教室，那麼，基於安全的考量，非常不建議孩子們提早到。

因此，在團體活動一開始，我都會針對抵達時間，很清楚地向孩子告知規則：老師出現，你們再進教室。當然，準時抵達還是最好的。特別是ＡＤＨＤ的孩子，由於自我控制的缺乏，在教室無大人的情況下，很容易在活動量、衝動與規範行為上失去控制。同時，也很容易造成活動正式開始後，孩子在情緒行為的轉換上有困難，變得更加浮動、難以進入狀況。

因此，我常提醒，與其讓ＡＤＨＤ孩子提早到，不如讓他晚到。實務上發現，這些孩子即使遲到，也依然容易適應情境，且能很快進入狀況。

至於亞斯伯格症孩子，能讓他們準時開始、準時結束，按照既定的流程進行，是最好不過了。這有助於孩子們掌控情境及緩和焦慮情緒。

當然，亞斯伯格症孩子應盡可能地不要遲到或缺席。即便是準時參與活動，他們都可能會因情境的改變而適應困難，何況是遲到和缺席；前面沒參與到的課程、不知道剛剛大家在做什麼的茫然，都很容易讓他們更加焦慮。

因此，**亞斯伯格症孩子出席活動時，寧可讓他們提前抵達，先適應整個教室的**

環境、硬體設備，再慢慢去適應人際互動。當然，前提還是活動教室裡有老師或父母陪同。

從這些細微處，也能看出亞斯伯格症和ＡＤＨＤ孩子們，在自我控制、情境調適與轉換上的差異性。這些是孩子們在成長過程中需要面對的課題，而若大人能稍加留意與調整，都將有助於他們融入團體中。

為孩子下載「社交App」

人際關係不可能「不學就會」。這一點，我相當確定。孩子會隨著不同團體的成員屬性、特質與組成，而扮演不同的角色。就像大人，可能在Ａ團體內被邊緣化，在Ｂ團體則是旁觀者，卻又在Ｃ團體成為主導者或氣氛製造者。

我們能透過孩子在團體中的互動過程，了解每個孩子的身心特質，觀察他們在面對不同的同儕互動時，會呈現怎樣的行為及情緒反應模式，無論是疏離、畏縮、焦慮、逃避、衝突、競爭、生氣、主動、被動或旁觀。並且，我們也有機會能仔細觀察孩子的遊戲行為能力、對同儕活動內容的熟悉度等。

孩子在人際互動中，和人起衝突或出現不適當的行為，都是很自然的。人與人之間的互動本來就需要不斷地磨合、調整，孩子也要不斷修正自己的說話內容、語調、音量，並覺察自己的情緒表達，調整自己的行為模式。同時，孩子也得學習如何了解對方、尊重他人；考量對方的感受後，做出適切的互動反應及問題解決模式……可以想見，人際互動的動態歷程是多麼地複雜。

人際關係與社交技巧的關鍵元素，很容易在課堂上、下課活動中，或是資源班、輔導室的小團體課程裡自然浮現。因此，就讓我們在這些場域中多費一些心力，去留意孩子的人際互動表現。

孩子在人際互動過程中，有許多需要具備的「行動App」，以運用於其成長歷程中，例如社交技巧、遊戲能力、自我覺察、察言觀色、問題解決能力、同理心等。然而，我們也要去思考，這些年，我們是否為孩子下載／創造了這些行動App？請記得，時間投入在哪裡，孩子的能力就將在該處強化。

人際互動的實境演練

先觀察亞斯伯格症孩子與他人的互動模式，再針對不同情境的同儕，為孩子模擬、安排特定的活動內容。接著，就是讓孩子回到自然情境的現場。

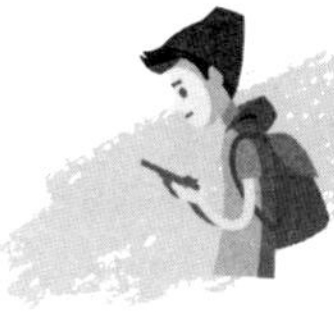

孩子對他所熟悉的活動，跟陌生的活動的介入，所產生的反應就會不同。因此，在刻意模擬的情境中，我們可以去控制互動的一些變項。

至於回到自然情境後，最大的挑戰，即是其中存在許多不確定性的因素。孩子無法預期他會遇到誰，對方會說什麼話，會做出怎樣的動作；或者，當他有了反應之後，對方又會做出什麼樣的回應等。因此，在演練的過程中，我們也需要不斷暫停，不斷重來，不斷去修正互動的模式。

面對孩子的不合理要求，怎麼辦？

當亞斯孩子提出不合理的要求時，我們要比亞斯，更像亞斯。這裡的「更像亞斯」，是指像亞斯伯格症般堅持、不為所動。

堅持，並不等於要和孩子進行爭辯，爭個你死我活，或是以高壓的方式來強硬對待。堅持，是要堅守我們的底線，以及界限。針對以下幾點，回想並觀察孩子提出不合理要求的情況：

- 孩子曾經提出哪些不合理要求？試著列舉出來。

不讓你孤單

- 哪些情況下，你選擇妥協？
- 哪些情況下，你選擇堅持？
- 先前妥協時，帶來的後果及副作用？
- 若要繼續堅持，哪些事情是你擔心的？

當我們很清楚地定出不讓步的原則，對孩子來說是好事，因為他只需要配合已經約定好的規定。這分堅持，也能讓孩子對自己的不合理要求做出讓步，並且加以調整。

以分組打球為例，老師事先定出分組規則：抽牌分紅、黑兩隊；抽到鬼牌的同學，可以自行決定要加入哪一隊，並從已經分好隊的隊員中，挑選一位和自己同隊。例如原先已經抽到紅隊的孩子，如果被抽到鬼牌的同學選來和他同一隊，就會變成黑隊。

這位被選上的孩子，可能會情緒激動、拒絕換隊，說：「我已經選好最棒的一隊，為什麼要換？」甚至僵在原地，不肯配合。這時，該怎麼辦？

我們可以採取「二選一」的方式，讓孩子做決定。告訴他：「有兩個選項，一是到黑隊，一是先在旁邊看別人打球。」那麼孩子可能就會選擇妥協，進入黑隊。

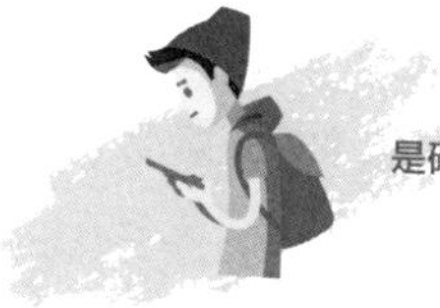

是研討會議，還是撻伐大會？

——營造同理氛圍的親師溝通

阿敏媽媽眼眶噙著淚水，爸爸則不發一語，雙眼緊盯著桌面上的會議資料。

校長依然維持著他那皮笑肉不笑的招牌笑容。

從導師開始，緊接著是英語老師、數學老師、自然老師、美術老師，一直到體育老師……每個老師細數著阿敏在學校的種種問題。

導師劈頭就講了近十分鐘，每一句話，都讓爸媽如坐針氈。

導師愈講愈激動，緊接著其他老師也一連補了好幾槍。

阿敏媽媽幾次想要起身澄清，提出疑問，卻馬上被教務主任給擋了下來。

主任希望媽媽尊重會議流程，讓老師們把話說完。但是這些批評，把阿敏形容成無惡不作的樣子，沒有考量事情的來龍去脈，就將所有的錯全傾倒在孩子身上，讓媽媽難以接受。

意中心理師說亞斯

這些年，在校園服務中，我會受學校邀請，參與特殊學生的個案研討會議。一般來說，會安排這樣的會議，主要都是因為學生在班上或校園裡，有著困擾家長、老師、學生三方的行為、情緒、人際或學習問題。

然而，我必須這麼說，有些親師溝通會議，我寧可選擇不開。

會有這麼強烈的反應，主要是有些會議在召開之前，就註定失敗。甚至，召開會議之後，親師間的溝通更是進入糟糕、決裂的狀態。

這樣的會議容易忽略參與者，當事人父母的心情和感受。校方往往會呈現一種上對下、強勢的姿態，造成家長更加地防衛與反彈。

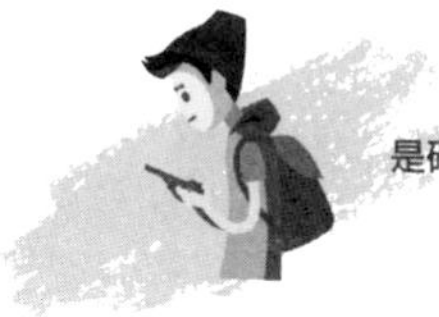

亞斯伯格症教養祕訣

創造友善、有效的親師溝通

親師溝通會議通常由校長及相關處室的人員出席，例如教務處、學務處、輔導室的主任或組長，另外還有導師、科任老師、輔導老師、資源班老師等。如此大的陣仗，反映出學校對該項會議的重視程度。雖然有些受邀出席的家長也會邀請熟悉孩子的人員陪同參與，但整體來說，家長方仍顯得相對弱勢。

這樣的會議在一開始進行時，通常會由校長或主任開場，說明會議目的及介紹人員後，接著就邀請出席的相關老師們，逐一針對教學上遇到的問題和困擾進行說明，並請家長發表自己的看法。最後，再請出席的相關專業人員做出結論與建議。

親師兩方參與人數的落差、眾多老師的數落，或校方對孩子在校的各種狀況做出報告等，都會讓家長難以承受，也不願面對。這樣的開會模式，往往不用討論到最後，便已讓出席家長處於防衛的狀態。

這些年，我在出席會議時，如果進入上述的開會模式，我會在第一時間中斷會議。並告訴與會人員：「既然今天開會的目的，主要是為了解決問題，那麼，是否可以調整一下會議的進行方式？現在，能否請每位老師分別分享一下，和孩子相處的過程中，有哪些成功經驗？」

有意思的是，將話題轉為聚焦在孩子的成功經驗上，在第一位老師分享與孩子相處的正面經驗後，緊接著第二、三、四位老師也會在「輸人不輸陣」（臺語）的情況下，對自己與孩子相處上的成功經驗侃侃而談。

這時，家長原本緊繃的神情，也會逐漸放鬆而有了微笑。因為他們知道，孩子在學校的情況，沒有他們原先設想的那麼壞、那麼糟。

每位老師逐一分享成功的經驗後，我會歸納並做出回饋；將問題的解決方法蒐集起來之後，便能有效協助老師解決孩子的問題與困境。

當我們換個方式來看待與孩子之間的關係，將會發現，現實中原本就已經存在正面的成功經驗。這樣的會議方式，能讓老師們感受到自己可以有所作為，在班級經營上也做得到一些事，而不會一味地加重老師與家長們內心的無力感。

個案研討會議的關鍵，在於有效解決問題，達到親師共同溝通的目標。同理家長的感受，讓老師們知道自己也能發揮一些能力，才能使會議有其存在的價值、意義與效果。

衛教宣導的必備觀念

無論是對輔導室、資源班、特教班的老師，或是班級導師、家長、亞斯伯格症孩子及其同學而言，特殊學生的衛教宣導都是敏感卻又十分重要的事情。在進行亞斯伯格症學生的衛教宣導前，請先思考幾個問題：

- 進行宣導活動的主要目的？
- 期待達到怎樣的效果？
- 衛教宣導的對象？
- 衛教宣導的模式？

有些宣導活動是在原班或全年級進行，有些則是全校性的活動。至於宣導方式，可以是在談論疾病、障礙，或是針對孩子的個別特質進行說明，也可以透過觀賞相關影片，提升孩子對於身心障礙或資賦優異的認識。

宣導的目的，主要是讓校園裡的老師、同學可以清楚地認識具特殊需求同學的身心特質，學習如何和他們相處，並讓這些孩子能在校園裡獲得友善的對待，感受「融合」的正向經驗。

當老師決定在班上進行宣導時，很容易在過程中，讓同學們「對號入座」，猜測老師在說誰。因此，事先與家長溝通，甚至取得家長的同意，是必要的。

當然，老師也需要留意，**宣導過程中，要細膩地關注及維護當事人的感受，以降低家長對於孩子可能因衛教宣導而被其他同學貼標籤的疑慮。**

有些孩子不希望自己不在教室時，老師和同學們對自己「說三道四」，這容易讓孩子感覺大家在背後說他的壞話，不受尊重。因此，**若要在原班進行衛教宣導，也請同時徵詢當事人（例如亞斯伯格症孩子）的想法，問問他要留在現場，還是希望離開教室到輔導室或資源班。**

請尊重孩子的感受，聽聽當事人期待老師怎麼說、怎麼做。讓孩子有選擇的權利。

若該名特殊生留在現場，請留意他如何面對同學們的各種反應，例如嘲諷、訕笑、批評、指責、謾罵或提問等。同時，當其他人說出特殊生的缺點、弱點或有待改善之處，也請觀察這名特殊生的反應。

如果孩子有情緒反應，絕不是因為他太玻璃心，而是輿論的壓力太強大。畢竟，不是每個孩子都可以輕易適應自己成為大家聚焦的對象。

請將衛教宣導的重點擺在如何與當事人相處，以及彼此如何學習互動，並讓班上其他學生知道，每個人都有他的身心特質和亮點，當然也會有需要改善的部分。

再次強調一件事：對於衛教宣導請持有合理的期待。

衛教宣導，絕非我們在臺上講了一、兩節課，底下的學生就會知道如何與具有特殊需求的孩子相處。「知道」、「理解」、「懂了」是一回事，實際上如何相處與互動又是另一回事。而這，是一段必經的歷程，一段特殊孩子被友善對待的歷程。

國家圖書館預行編目資料

不讓你孤單：破解亞斯伯格症孩子的固著性與社交困難 / 王意中著. -- 初版. -- 臺北市：寶瓶文化, 2018.08
面； 公分. -- (Catcher ; 94)
ISBN 978-986-406-127-3(平裝)
1.亞斯伯格症 2.親職教育

415.988 107010936

Catcher 94

不讓你孤單——破解亞斯伯格症孩子的固著性與社交困難

作者／王意中

發行人／張寶琴
社長兼總編輯／朱亞君
副總編輯／張純玲
資深編輯／丁慧瑋 編輯／林婕伃
美術主編／林慧雯
校對／林婕伃・劉素芬・陳佩伶・王意中
營銷部主任／林歆婕 業務專員／林裕翔 企劃專員／李祉萱
財務／莊玉萍
出版者／寶瓶文化事業股份有限公司
地址／台北市110信義區基隆路一段180號8樓
電話／(02)27494988 傳真／(02)27495072
郵政劃撥／19446403 寶瓶文化事業股份有限公司
印刷廠／世和印製企業有限公司
總經銷／大和書報圖書股份有限公司 電話／(02)89902588
地址／新北市新莊區五工五路2號 傳真／(02)22997900
E-mail／aquarius@udngroup.com

著作完成日期／二〇一八年五月
初版一刷日期／二〇一八年八月七日
初版十二刷日期／二〇二四年一月三日
ISBN／978-986-406-127-3
定價／三二〇元

AQUARIUS 寶瓶 文化事業

愛書人卡

感謝您熱心的為我們填寫，
對您的意見，我們會認真的加以參考，
希望寶瓶文化推出的每一本書，都能得到您的肯定與永遠的支持。

系列：Catcher 94 書名：不讓你孤單——破解亞斯伯格症孩子的固著性與社交困難

1. 姓名：__________ 性別：□男 □女

2. 生日：____年____月____日

3. 教育程度：□大學以上 □大學 □專科 □高中、高職 □高中職以下

4. 職業：__________

5. 聯絡地址：______________________

聯絡電話：__________ 手機：__________

6. E-mail信箱：__________________

□同意 □不同意 免費獲得寶瓶文化叢書訊息

7. 購買日期：____ 年 ____ 月 ____日

8. 您得知本書的管道：□報紙／雜誌 □電視／電台 □親友介紹 □逛書店 □網路 □傳單／海報 □廣告 □其他

9. 您在哪裡買到本書：□書店，店名________ □劃撥 □現場活動 □贈書 □網路購書，網站名稱：________ □其他________

10. 對本書的建議：（請填代號 1. 滿意 2. 尚可 3. 再改進，請提供意見）

內容：__________

封面：__________

編排：__________

其他：__________

綜合意見：______________________

11. 希望我們未來出版哪一類的書籍：__________________

讓文字與書寫的聲音大鳴大放

寶瓶文化事業股份有限公司

（請沿此虛線剪下）

廣　告　回　函
北區郵政管理局登記
證北台字15345號
免貼郵票

寶瓶文化事業股份有限公司　收

110台北市信義區基隆路一段180號8樓
8F,180 KEELUNG RD.,SEC.1,
TAIPEI.(110)TAIWAN R.O.C.

（請沿虛線對折後寄回，或傳真至02-27495072。謝謝）